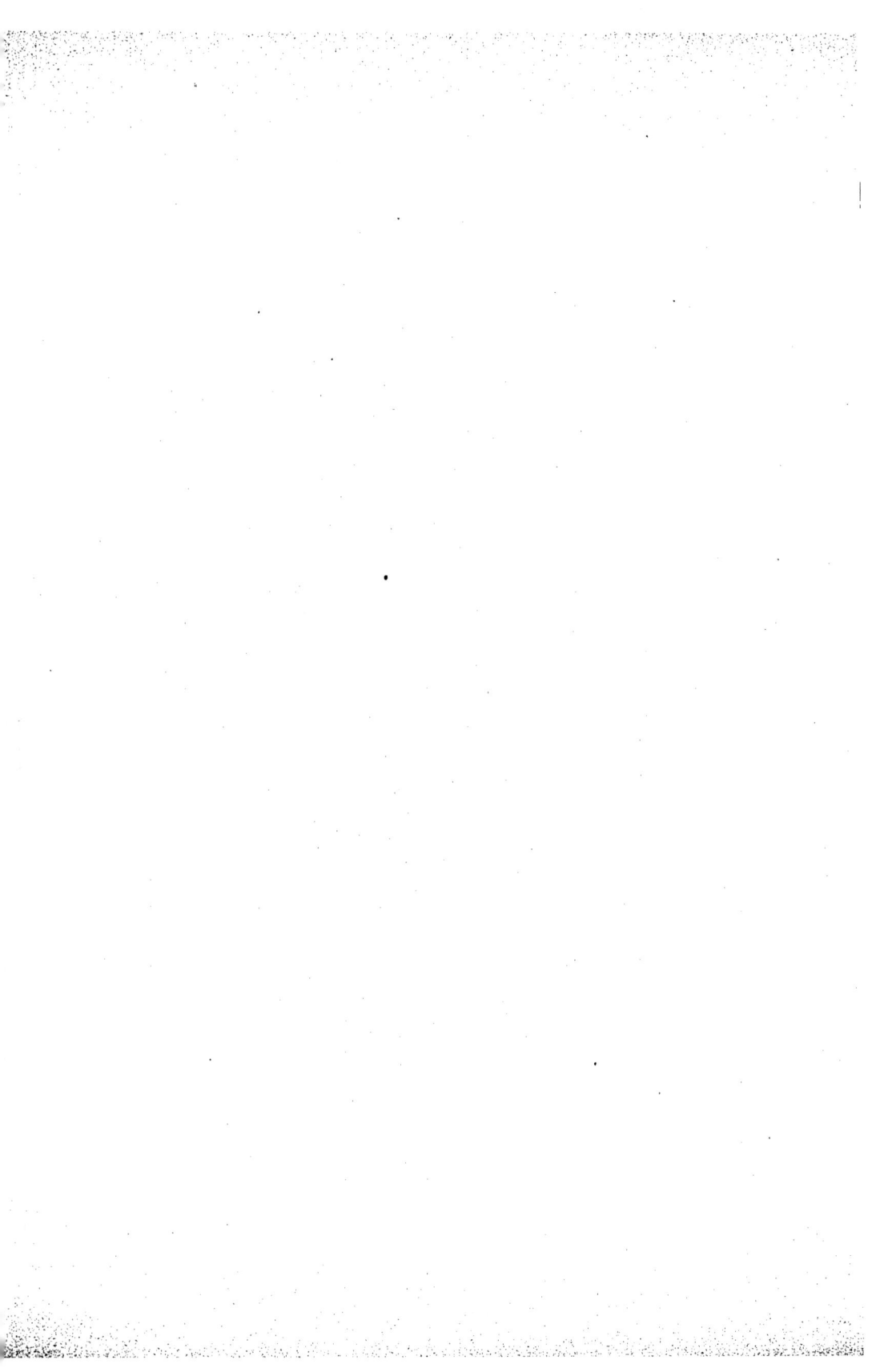

CATALOGUE

DES

MALADIES CHRONIQUES & AIGUËS

QUE L'ON PEUT COMBATTRE ET GUÉRIR AU MOYEN

des méthodes sédatives, résolutives, désagrégatives, toniques et antiseptiques

APPLIQUÉES A L'ORGANISME HUMAIN

par les appareils physico-médicaux,
basés sur les principes de l'air comprimé
et du vide de l'air,

PAR LE

DOCTEUR-PROFESSEUR JEAN-PAUL MEDICI

Commandeur de l'ordre de la Minerve, chevalier des Sauveteurs d'Angleterre ;
ancien élève de l'Ecole de médecine à Alger, Professeur effectif de l'Académie médico-philosophique
de Naples ;
Membre de la Commission d'Hygiène de Naples ;
Membre honoraire de la Société des Conférences chimiques à l'Université de Naples ;
Sociétaire fondateur, avec médaille d'or, au mérite scientifique du Cercle promoteur Parthénopée
Jean-Baptiste Vico, à Naples
Professeur déclaré digne de récompense avec décoration de l'Ecole Dantesque Napolitaine ;
Sociétaire du Panthéon des virtuoses cosmopolites avec la dignité de généreux
et avec décoration ;
Membre des Sauveteurs de l'Oise avec médaille ;
Fondateur-Sociétaire de la clinique gratuite de San Severo Maggiore, à Naples,
etc., etc.

CHAMBÉRY

IMPRIMERIE MÉNARD, RUE JUIVERIE, HOTEL D'ALLINGES.

1875

CATALOGUE

DES

MALADIES CHRONIQUES & AIGÜES

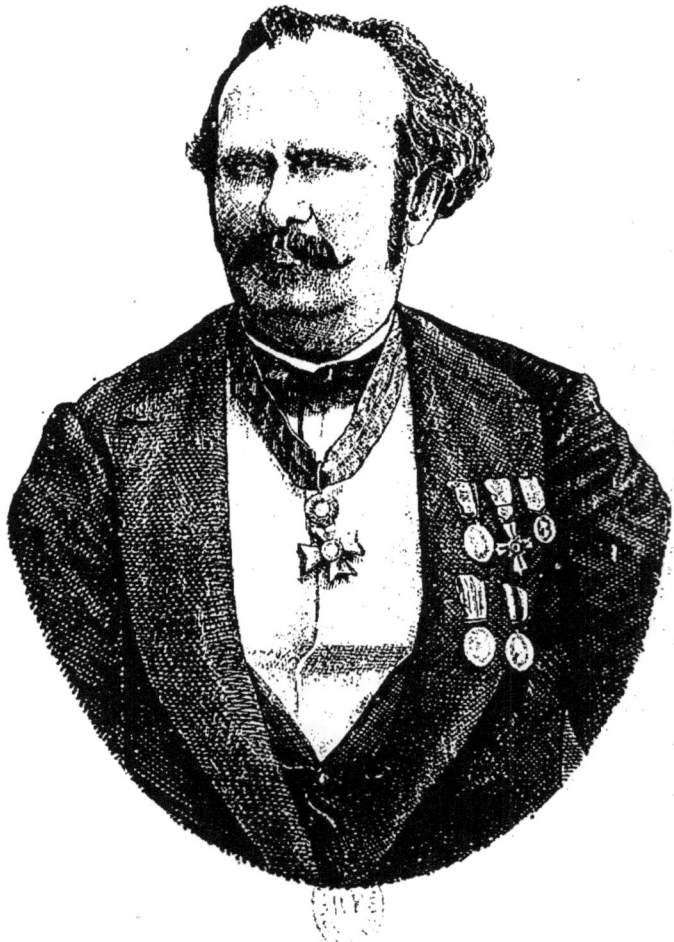

APPAREILS PHYSIQUES EDICO - CHIRURGICAUX

Basés sur les principes de la compression de l'air pour l'application inte e et externe des médicaments liquides et sur les principes pneumatiques,
(vide de l'air) pour l'absorption des hum s viciées et des corps étrangers à l'organisme

PAR LE DOCTEUR-PROFESSEUR JEAN-PAUL MEDICI, DE TURIN,
Commandeur de l'Ordre de la Minerve et Cheva er de l'Ordre des Sauveurs d'Angleterre, etc. etc.

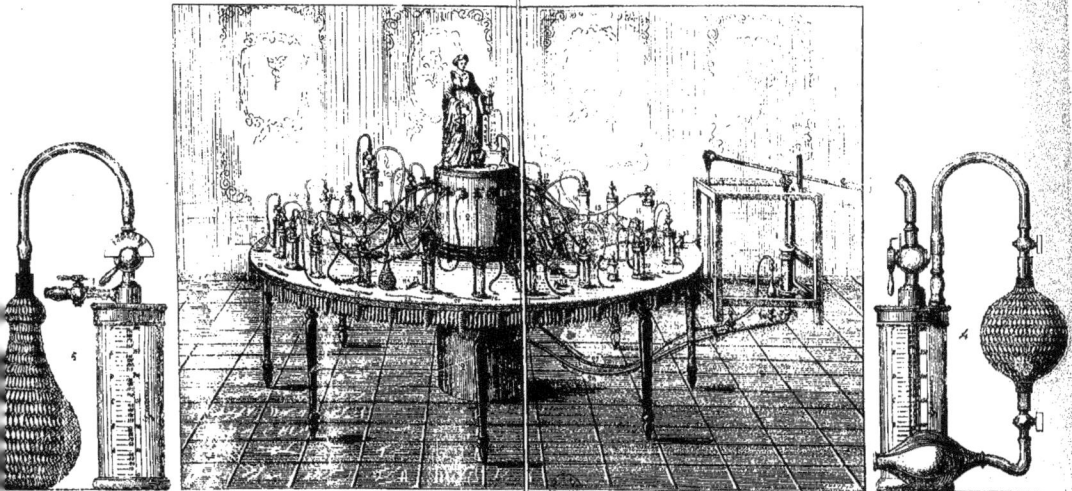

1.__ Pompe pour comprimer l'air et pour former le vide de l'air dans les récipients N.º 2.2.
2.__ Récipients d'air comprimé et pour le vide de l'air.
3.__ Bassin recevant de l'eau froide ou chaude suivant la température à donner à l'air comprimé.
4.__ Appareil à air comprimé } Indépendants des Récipients N.º 2.2.
5.__ Appareil pour le vide de l'air }
6.__ Appareil à action pneumatique pour l'extra   n des humeurs et des corps étran gers existants dans les oreilles ou autres organes.
7.__ Irrigateur pour la vessie.
8.__ Irrigateur pour les intestins.

9.10.__ Appareils pneumatico-irrigateurs pour les cas d'abcès profonds et pour les cas de paracentèse vésica e.
11.__ Irrigateurs et spéculums pour le fistules profondes.
11ª__ Spéculum à quatre fenêtres pour le as de fistules profondes au vagin.
11ᵇ__ Spéculum à deux fenêtres pour es fistules au rectum.
12,12,12.__ Irrigateur pour les fistules   ternes.
13.__ Appareil à pression atmosphérique pour le Cathétérisme. (homme.)
14.__ Pulvérisateur à courants constants pour les liquides, dans le cas de maladie des organes respiratoires et digestifs.
15.__ Appareil à double action attractive et répulsive pour le Vagin et l'Utérus.

16.17.__ Irrigateur à pression atmosphérique et appareil à action pneumatique pour les maladies inter-utérines.
18.__ Appareil à pression atmosphérique pour embaumer.
19.__ Catéther à valvule interne. (homme)
20.__ Miroir pour exploration des fistules profondes.
21.__ Explorateur centimétré pour les fistules profondes.
22.__ Catéther à valvule externe pour tenir en permanence. (femme)
23.__ Catéther à valvule externe pour tenir en permanence. (homme)
24.__ Thermomètre métallique indiquant jusqu'à quatre atmosphères.
25.__ Indicateur du vide, indiquant de 1 jusqu'à 30.
26.__ Tube conducteur pour faire le vide dans le Récipient inférieur, 2.
27.__ Tube conducteur pour l'air comprimé, Récipient supérieur, 2.

CATALOGUE

DES

MALADIES CHRONIQUES & AIGUËS

QUE L'ON PEUT COMBATTRE ET GUÉRIR AU MOYEN

des méthodes sédatives, résolutives, désagrégatives, toniques et antiseptiques

APPLIQUÉES A L'ORGANISME HUMAIN

par les appareils physico-médicaux,

basés sur les principes de l'air comprimé

et du vide de l'air,

PAR LE

DOCTEUR-PROFESSEUR JEAN-PAUL MEDICI

Commandeur de l'ordre de la Minerve, chevalier des Sauveteurs d'Angleterre ;
ancien élève de l'Ecole de médecine à Alger, Professeur effectif de l'Académie médico-philosophique
de Naples ;
Membre de la Commission d'Hygiène de Naples ;
Membre honoraire de la Société des Conférences chimiques à l'Université de Naples ;
Sociétaire fondateur, avec médaille d'or, au mérite scientifique du Cercle promoteur Parthénopée
Jean-Baptiste Vico, à Naples
Professeur déclaré digne de récompense avec décoration de l'Ecole Dantesque Napolitaine ;
Sociétaire du Panthéon des virtuoses cosmopolites avec la dignité de généreux
et avec décoration ;
Membre des Sauveteurs de l'Oise avec médaille ;
Fondateur-Sociétaire de la clinique gratuite de San Severo Maggiore, à Naples,
etc., etc.

CHAMBERY

IMPRIMERIE MÉNARD, RUE JUIVERIE, HOTEL D'ALLINGES,

—

1875

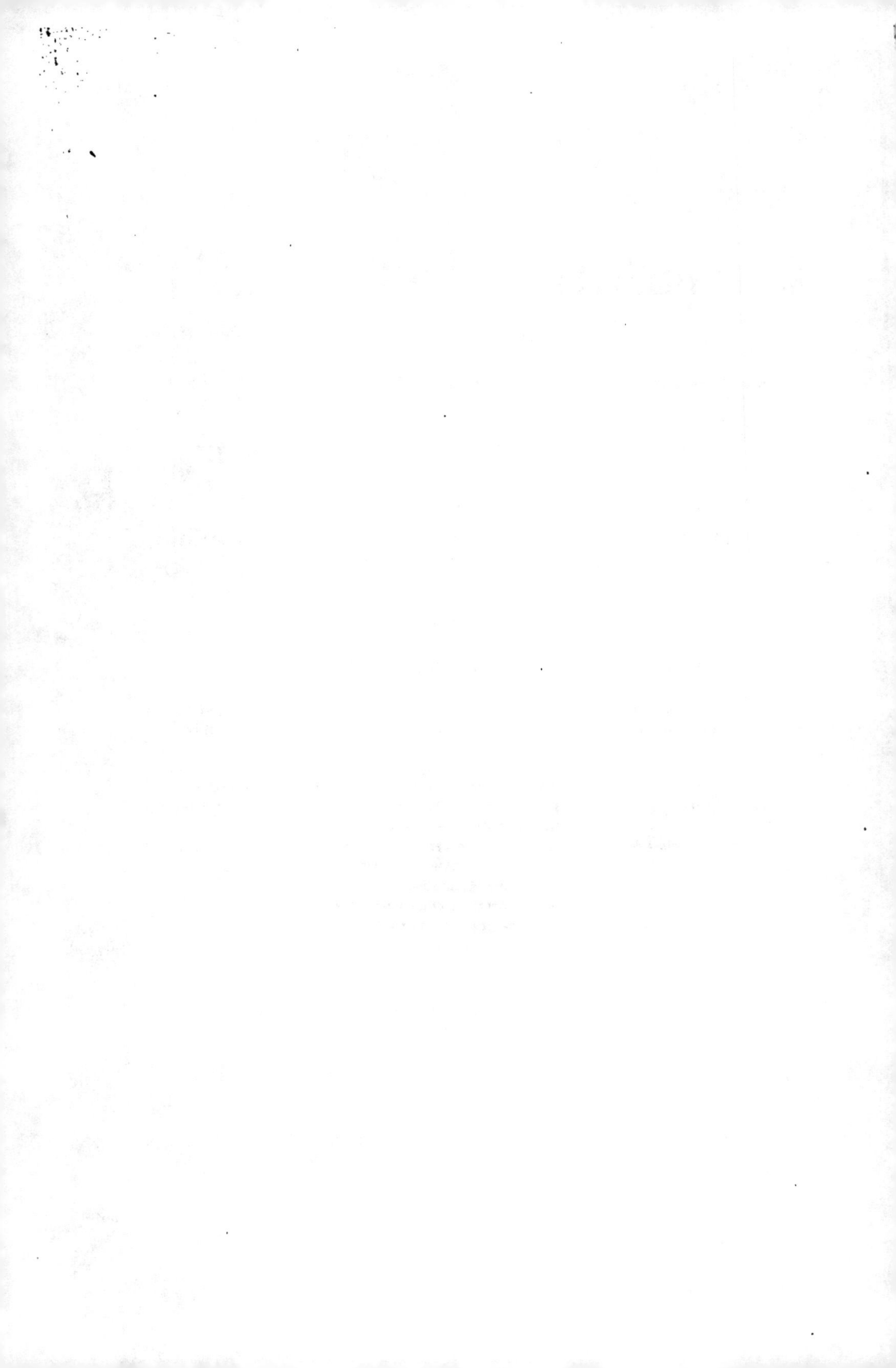

PRÉFACE

Dès les premiers jours où je pris service en qualité de vice-assistant dans les salles de l'hôpital des cliniques, connu sous le nom d'Hôpital de Mustapha, à Alger, je reconnus que presque tous les moyens thérapeutiques employés par l'art médical pour combattre les maladies des organes respiratoires ne pouvaient guérir radicalement, parce que l'on ne donnait pas aux médicaments la forme gazeuse et que, par conséquent, ils ne pouvaient être apportés directement dans les organes affectés.

Comme aussi j'ai reconnu que les moyens employés par l'art chirurgical pour combattre les maladies des organes génito-urinaires produisaient presque toujours des effets palliatifs et transitoires, et qu'elles passaient lentement à l'état chronique et entraînaient ensuite une mort prématurée.

Pour pouvoir opérer cette révolution que je fus heureux d'accomplir, il me fallait recourir à deux sciences, savoir : à la physique et à la chimie appliquées à l'art de guérir. Je pensai à me créer un petit laboratoire de chimie pour préparer moi-même les médicaments appropriés aux organes respiratoires et génito-urinairess : après de longues études, je reconnus que je devais diviser les préparations en cinq classes et les subdiviser chacune en dix séries.

La première classe, qui a une action sédative applicable dans les cas d'inflammation à leur début, à l'état aigu, subaigu, chronique ou chronique acutisé, est divisée en dix numéros qui sont 1, 2, 3, 4, 5, 6, 7, 8, 9 et 10.

La deuxième classe, qui a une action résolutive et s'applique dans les cas d'engorgements glandulaires, d'engorgements de l'utérus, de la prostate, etc., etc., et dans les différentes périodes : primitive, aiguë, subaiguë, chronique et chronique acutisée de ces organes, est aussi divisée en dix parties qui sont indiquées par les nos 11, 12, 13, 14, 15, 16, 17, 18, 19 et 20.

La troisième classe a une action désagrégative et résolutive : elle s'applique dans les cas d'agrégation et de concrétion calcaires des organes respiratoires, urinaires et génito-urinaires, et est également divisée en dix parties qui sont les numéros 21, 22, 23, 24, 25, 26, 27, 28, 29 et 30.

Les préparations qui ont une action complexe, résolutive, désagrégative et tonique, sont désignées par les numéros 31, 32, 33, 34, 35, 36, 37, 38, 39 et 40.

Elles s'emploient pour guérir les engorgements glandulaires, pour désagréger les concrétions calcaires et pour tonifier les organes respiratoires et digestifs, ainsi que les organes génito-urinaires dans les cas où ils sont réduits à un état de faiblesse occasionnée par une longue maladie.

Les préparations antiseptiques sont aussi divisées en dix parties désignées par les numéros 41, 42, 43, 44, 45, 46, 47, 48, 49 et 50; ainsi que l'indique leur titre, elles servent à combattre énergiquement les plaies malignes de la bouche, de la gorge, du nez, de l'utérus, etc., etc., ainsi qu'on le voit à chaque maladie spéciale.

Relativement à mes découvertes dans la physique appliquée à la médecine et à la chirurgie, je vous dirai franchement que j'ai commencé mes recherches à l'aide d'un très-simple appareil d'étain connu sous le nom de seringue; vous verrez que mes essais ont un peu de ressemblance avec les recherches d'Otton de Guéricke, avec la différence que Guéricke commença ses expériences en retirant de l'eau d'un récipient à l'aide d'une grosse seringue et moi je cherchai à introduire des médicaments dans le corps humain et dans des organes très-délicats à l'état normal et qui sont très-sensibles dans les cas de maladie.

Depuis une année que je m'exerçais à donner des injections dans l'urèthre bulbeux et dans l'urèthre membraneux, sans pouvoir obtenir de grands résultats dans les cas d'obstacles uréthraux et sans pouvoir vaincre l'opposition de l'urèthre prostatique pour réaliser mon rêve doré, qui était l'espérance de pouvoir introduire des médicaments dans la vessie sans l'usage des cathéters, ni de sondes à simple ou à double courant et sans exercer une forte pression, je fis, alors que je m'y attendais le moins, le premier pas dans la voie de mes recherches.

Il y avait déjà 15 jours que je soignais M. Charles B..., d'Avignon, qui était affecté de deux obstacles organiques et inflammatoires à l'urèthre, d'hypertrophie chronique de la prostate, de catarrhe chronique de la vessie et de gravelle; à cette époque je n'avais encore guéri qu'en partie l'inflammation de la membrane muqueuse de l'urèthre et obtenu une légère dilatation dudit canal; à la 16me médication je ne rencontrai plus la résistance que m'opposait la prostate; profitant de l'état de calme dans lequel se trouvait cette glande, je me décidai à lui injecter 40 grammes de médicament dans la vessie et je lui recommandai de retenir cette injection jusqu'au premier besoin d'uriner. Très-satisfait de ce premier succès, j'attendais avec une grande impatience l'heure de pouvoir revoir mon malade pour connaître quel était le résultat de ma médication urétro-vésicale. Le lendemain je trouvai mon client dans un état de grande amélioration; il rendit en urinant une quantité de mucus et de sable, et en deux mois de soins il obtint une guérison parfaite. Cette cure me donna la conviction que, dans les cas où il y a des obstacles chroniques à l'urèthre, il existe une hypertrophie à la prostate avec catarrhe chronique à la vessie, avec ou sans gravelle et calculs vésicaux; il est d'abord nécessaire de soigner ce dernier organe.

Enthousiasmé de ma découverte, je ne perdis plus un instant pour faire les plus minutieuses recherches sur cette branche spéciale de la science. Je rentrai dans ma patrie pour terminer mes expériences et pour avoir un vaste champ d'observation. Je trouvais, en effet, à Naples un grand nombre de sujets atteints de maladies des organes génito-urinaires.

Dans les années 1865-66, je fis un voyage à Paris et à Londres pour étudier la physico-mécanique et pour l'appliquer à la médecine en créant des appareils de précision; les obstacles qui se présentèrent à moi furent tels qu'après avoir épuisé toutes mes ressources pécuniaires sans aboutir à rien, je fus contraint de rentrer dans ma patrie. Non découragé de l'épreuve que je venais de subir, je continuai mes recherches pour inventer un irrigateur de précision à douce pression et à jet régulier d'une à trente lignes de son volume, pour pratiquer la dilatation graduelle et instantanée de l'urèthre, comme croyait pouvoir le faire le célèbre Heurteloups avec sa série de cathéters, et pour apporter directement les médicaments dans la vessie avec la douceur qu'exige un organe si délicat. A la fin de 1871, je terminai mon irrigateur à air comprimé (voyez à la figure suivante, n° 4); je l'avais à peine perfectionné que, me trouvant à Paris, je le présentai à l'Académie de médecine de cette capitale qui m'admit à la séance du 16 avril 1872. On voit à la page 295 du *Bulletin de l'Académie* que j'ai aussi lu et déposé les procédés chimiques de mes médicaments.

Le fraternel et plus que cordial accueil que me firent ces princes et sommités de la science m'ont réconforté l'esprit et le cœur, et je pris avec une nouvelle ardeur la poursuite de ma difficile entreprise.

En huit mois je fis tous les autres appareils basés sur les forces motrices de l'air comprimé et de la pneumatique (vide de l'air), applicables, comme je viens de le dire, à la médecine et à la chirurgie; je les ai représentés à la planche 1re. Aussitôt que je me fus assuré que la batterie de mes appareils fonctionnait avec précision, j'ai donné une conférence le 16 janvier 1873 à l'Université de Naples, où mon ami et collègue l'excellent professeur Sébastien Deluca, président des conférences chimiques, et tous les autres savants présents à ladite conférence me firent l'insigne honneur de m'inviter à en donner une seconde qui, en effet, eut lieu le 19 du même mois.

Les témoignages très-flatteurs et enthousiastes que mes confrères m'ont prodigués m'engagèrent à apporter des modifications à mes travaux, en imaginant d'installer un hôpital ou maison de santé, dans lequel, outre la batterie des susdits appareils qui serait alimentée d'air par un locomobile hydraulique, on obtiendrait le vide de l'air par lui-même. Ainsi, on prendrait l'air tempéré dans un jardin, l'air froid dans une glacière, et tiède ou chaud dans une étable habitée par des bêtes à cornes; ledit appareil produirait l'air chaud ou froid en même temps, le superflu nécessaire pour les appareils de physique passerait dans trois ventilateurs et serait ensuite distribué à chaque lit de malade, et enfin dans l'amphithéâtre anatomique. Je crois inutile de faire ressortir ici quels seraient les avantages curatifs, hygiéniques et économiques que l'on obtiendrait de cette installation.

Mes chers confrères, avant de vous remercier du bien que vous m'avez fait en m'encourageant dans la voie des recherches qui m'ont conduit à mes découvertes et avant d'exposer ici leur application dans l'art de guérir, je sens le devoir sacré de rappeler à la mémoire de nous tous les noms des savants qui s'occupèrent de cette branche de la physique, et à qui nous devons une éternelle reconnaissance.

Quelques siècles avant la venue de Jésus-Christ, dans ces temps de la plus grande splendeur de la Grèce, foyer des sciences et berceau des beaux-arts qu'elle a donnés au monde, signalons : Talète, Pythagore, Aristote, Hippocrate, Théophrate et une infinité d'autres grands hommes qui nous ont ouvert la voie aux études des sciences physiques, et rappelons aussi que plusieurs d'entre eux s'occupèrent de la compressibilité de l'air et de la pneumatique (vide de l'air); mais, par défaut d'appareils de précision, ils durent s'en tenir aux généralités.

En 1640, Galilée fit des essais sur les moyens de pouvoir comprimer l'air : il pesa une bouteille en verre, puis y introduisit une quantité d'air au moyen d'un petit soufflet à double soupape; en pesant de nouveau cette bouteille, il reconnut une augmentation de poids, ce qui prouva deux faits : 1° que l'air est pesant, 2° que l'on peut en augmenter la quantité dans un espace clos: faits jusqu'alors restés inconnus.

En 1643, Toricelli Evangéliste, disciple de Galilée, obtint le vide de l'air dans un tube de verre contenant du mercure et ayant la forme de nos baromètres : il a été sans doute le premier modèle de ceux que nous avons actuellement. Toricelli fit part de sa découverte à Vincent Viviani, son élève.

Les travaux de Galilée et de Toricelli attirèrent l'attention de plusieurs physiciens, parmi lesquels Otton de Guéricke, syndic de Magdebourg, qui fit à son tour de grandes études sur cette branche scientifique. Il commença par attirer de l'eau d'un récipient au moyen d'une grosse seringue; en 1656 il inventa l'appareil pneumatique que nous connaissons sous le nom d'Hémisphères de Magdebourg qui, réunis et coaptés sous l'influence du vide pneumatique, ne peuvent être séparés par la force de 16 chevaux qui, je le crois, n'avaient ni bu ni mangé depuis plusieurs jours et qui ne devaient avoir tout au plus, par conséquent, que la force de 16 chèvres.

Le père Marsène, en voyageant en Italie, fut un des premiers qui connurent les découvertes de Galilée et de Toricelli; il s'empressa de les communiquer à Blaise Pascal et elles furent successivement étudiées par Petit et par Perrier.

Le père Scott publia deux opuscules sur les travaux et les découvertes de Guéricke, le premier sous le titre de *Merveilles de Magdebourg* et le deuxième sous le titre d'*Etudes sur la pneumatique*; ces publications attirèrent à leur tour l'attention de Robert Boyle, de Gratorix et de Hook, qui apportèrent des modifications aux appareils de Guéricke; on prétend que ces derniers se sont servis du génie du célèbre autant que malheureux Denis Papin.

Mariotte, Babinet et Bianchi apportèrent aussi des modifications aux appareils de physique à air comprimé et de pneumatique : ce sont ceux que nous avons actuellement dans les cabinets des Universités.

Dans ces derniers temps, on fit beaucoup d'études sur la force motrice de l'air comprimé applicable aux locomotives des chemins de fer : jusqu'ici l'on n'a obtenu que des résultats incomplets; nous espérons qu'elles réussiront bientôt. Tout le monde sait que l'immortel Sommeiller s'est servi de l'air comprimé pour faire fonctionner ses perforateurs pour la percée du mont Fréjus; actuellement on se sert aussi des mêmes moyens pour la percée du Saint-Gothard.

A Londres et à Paris, il y a des tubes pour l'envoi des télégrammes au moyen de l'air comprimé. Dans les Etats-Unis d'Amérique, il y a des freins pour les convois de chemins de fer qui dernièrement ont rendu de grands services.

Jusqu'à nos jours les médecins-chirurgiens ne s'étaient presque point occupés de la possibilité de créer des appareils de physique de précision basés sur les forces motrices de l'air comprimé et de la pneumatique, applicables dans les divers et différents cas de maladies, à l'exception des appareils de Richardson et de Nigel et de quelqu'un qui lui conteste le mérite de la priorité.

Je vous fais maintenant la description des appareils que j'ai inventés et qui sont représentés à la planche 1re.

La figure portant le n° 1 représente la pompe à double ou à simple action ; elle comprime l'air dans la région supérieure du cylindre désignée par le n° 2 ; comme elle fait en même temps le vide dans le même cylindre n° 2 à sa partie inférieure, on peut comprimer l'air ou faire le vide suivant les besoins.

La figure n° 2, 2 est une chaudière hermétiquement close par deux fonds ; au quart de sa partie inférieure se trouve un troisième fond très-solide et sans communication : ce fond sert à bien séparer les deux forces attractives et répulsives qui sont distribuées par la couronne des robinets et des tuyaux de gomme élastique qui sont en communication directe ou indirecte avec leur appareil respectif, comme je le décrirai en son lieu et place.

Le n° 3 représente un bassin qui embrasse circulairement la troisième partie supérieure de la chaudière n°s 2, 2 pour recevoir de l'eau froide ou chaude, suivant la température que l'on veut donner à l'air comprimé.

Le n° 4 représente l'irrigateur à air comprimé avec le robinet régulateur de précision pour le courant du liquide de une à trente lignes de circonférence ; il fonctionne indépendamment de l'appareil n° 2, 2 ; ainsi que je l'ai dit, il fut le premier des appareils que j'ai inventés et je lui ai apporté quelques modifications.

Le n° 5 représente un petit cylindre de cristal ou cloche hermétiquement fermée pour obtenir le vide de l'air au moyen d'un ballon en gomme élastique : il sert à la chirurgie dans les cas de paracentèse vésicale et pour vider les abcès profonds, ainsi qu'il sera démontré en son temps.

Le n° 6 indique l'appareil avec son tuyau de gomme élastique et une cloche de cristal : il sert à attirer les corps étrangers confinés dans l'organisme humain, et à réabsorber les humeurs venimeuses, comme celles d'un animal enragé, d'une vipère ou de tout autre animal venimeux, etc., etc.

L'appareil représenté par la figure n° 7 est un irrigateur pour l'urèthre et pour la vessie ; il est mis en action par l'air comprimé contenu dans le réservoir n° 2, 2 ; à sa partie supérieure, l'air comprimé contenu dans ledit réservoir n'est pas mis en communication directe avec le liquide de l'irrigateur à cause de sa forte pression, mais plutôt avec le ballon de gomme élastique placé vers le milieu de son tuyau de communication : en fermant le robinet du réservoir n°s 2, 2, avec celui qui se trouve au bord du ballon, et en ouvrant le robinet qui se trouve devant ledit ballon, l'air comprimé qu'il contient exerce une pression sur le liquide de l'irrigateur pour être ensuite lancé par un courant doux et régulier du robinet de précision appartenant à l'irrigateur même.

Le n° 8 représente un irrigateur pour les intestins mis en action par les mêmes moyens que l'irrigateur n° 7. Les n°s 9 et 10 indiquent deux appareils à action attractive et expulsive, combinés ensemble pour les cas de paracentèse et d'irrigation vésicale et pour l'évacuation et le lavage des abcès profonds ; ils peuvent fonctionner par l'appareil n° 2, 2 et même sans cet appareil.

La figure n° 11 représente un irrigateur à air comprimé dépendant du réservoir n°s 2, 2, avec son petit tube milligradé dont les extrémités sont à angles aigus pour les cas de fistules profondes, etc., etc.

Le n° 11 A représente un spéculum à quatre fenêtres pour les cas de fistules à l'utérus et au vagin, etc., etc.

Le n° 11 B représente un spéculum à deux fenêtres pour les cas de fistules à l'anus et au rectum, etc., etc.

Les n°s 12, 12, 12 représentent les irrigateurs à pression atmosphérique pour les divers cas de fistules externes ; ils fonctionnent sous l'action du réservoir n° 2, 2.

La figure n° 13 représente l'appareil pour le cathétérisme à air comprimé dépendant du réservoir n° 2, 2. La quantité d'air nécessaire pour ladite opération passe du ballon de gomme élastique qui la transmet dans l'appareil.

La figure n° 14 représente le nébulisateur ou pulvérisateur des liquides à courant constant ou à courant intermittent pour apporter l'air médicamenteux dans la bouche et l'arrière-bouche dans le larynx, dans les bronches, dans les cavités et cellules pulmonai-

res, et pour apporter les liquides à très-petit courant dans le pharynx et dans l'estomac ; ils fonctionnent sous l'action directe de la colonne d'air comprimé contenu dans le réservoir nº 2, 2.

Le nº 15 représente un ballon de gomme élastique ayant un tube de cuivre : il sert à pratiquer des injections au vagin, etc., etc. Ledit irrigateur exerce une action attractive et répulsive.

Les figures indiquées par les nºˢ 16 et 17 représentent : la première, l'irrigateur à air comprimé, la seconde, le cylindre à action pneumatique qui combinés ensemble servent aux médications dans l'intérieur de la matrice ; ils fonctionnent indirectement sous l'action des forces contenues dans le cylindre nº 2, 2.

Le nº 18 représente un grand irrigateur à pression atmosphérique pour embaumer les corps humains; il fonctionne directement sous la pression de l'air comprimé dans le réservoir nº 2, 2.

Le nº 19 représente un cathéter à soupape interne qu'on place en permanence dans certains cas de maladies vésicales de l'homme.

Le nº 20 indique la figure d'un petit miroir avec jambage articulé et gradué par millimètres pour explorer les fistules de la matrice, du vagin, de l'anus, etc., etc.

Le nº 21 représente une sonde à angle aigu, divisée par millimètres, pour explorer les fistules de l'anus, du vagin, de la matrice, etc., etc.

Le nº 22 représente un cathéter avec la soupape extérieure pour être mis en permanence dans les cas de fistules vésicales de la femme.

Le nº 23 indique la figure d'un cathéter à soupape extérieure pour être mis en permanence dans les cas de fistules ou de blessures à la vessie chez l'homme.

La figure suivante, nº 24, représente un manomètre métallique système Bourdon qui indique la pression de l'air contenu dans le réservoir nº 2, 2, dans sa partie supérieure.

Le nº 25 représente la figure d'un indicateur métallique système Bourdon: il marque le degré du vide de l'air que l'on obtient dans le cylindre nºˢ 2, 2, à sa partie inférieure.

Le nᵒ 26 marque le tube conducteur pour l'attraction de l'air que contient le cylindre nᵒ 2, 2 dans sa partie inférieure, au moyen de la pompe nᵒ 1.

Le nᵒ 27 indique le tube conducteur de l'air qui se comprime dans le réservoir nᵒ 2, 2 dans sa partie supérieure, au moyen de la pompe marquée par le nᵒ 1.

Tous les appareils ci-dessus décrits peuvent fonctionner même indépendamment de la pompe nᵒ 1, du cylindre et du réservoir nᵒ 2, 2; par conséquent on peut les transporter avec beaucoup de facilité au lit du malade.

Je ne puis décrire ici les instruments et appareils de ma dernière invention parce que je n'ai pas les gravures qui les représentent; pour le moment je vous fais savoir que j'exécute le dessin d'un hôpital ou maison de santé, où, outre les batteries ci-dessus décrites, je vous donnerai les figures des ventilateurs à air froid dans l'été, tempéré dans la bonne saison et chaud en hiver, en l'obtenant au moyen d'un glacier, d'un bois ou d'une étable, selon les besoins; cet appareil émet aussi et en même temps deux courants d'air à température opposée. Je donnerai en outre la description et les figures de plusieurs autres appareils de physique médicale.

Dans l'ouvrage proprement dit que je suis en train d'écrire, je traiterai de la physiologie des organes respiratoires, digestifs, urinaires, génitaux et génitaux-urinaires et de l'anatomie desdits organes; je donnerai les figures anatomiques et anatomico-pathologiques de chaque organe affecté et de chacune de ses maladies respectives dans ses différentes formes, comme celles qui sont: au début, à l'état aigu, subaigu, chronique, chronique devenu aigu, les maladies héréditaires simples et les héréditaires compliquées de maladies acquises. Je donnerai aussi la description de l'urine dans son état normal dans les deux sexes et dans les différents âges, de ses éléments et de leurs proportions; comme aussi je donnerai la description de l'urine dans les divers cas et formes de maladies aiguës, subaiguës, chroniques, chroniques acutisées.

celles qui retournent au chronicisme, les héréditaires et les héréditaires compliquées ; de celles précédemment acquises, des substances et des matières qui les composent, tels seraient les phosphates, les carbonates, les sulfates, l'acide urique, l'urée, l'urétrine, l'uroxantine, l'uroglaucine, la bilifulvine, la biliverdine, l'ématine et les épithéliums; le mucus, le muco-pus, le pus, le lait, la glucose, la kiestine, la mucosine, les principes de la concrétion calcaire et l'explication de leurs différentes formes, comme celles de sable, de gravelle, des calculs, des pierres volumineuses et des incrustations calcaires qui se trouvent dans les plis de la vessie.

Je ferai aussi la description des fungosités, des tumeurs spongieuses de ces organes, des procédés de la micrographie, de l'urométrie et de tous les autres moyens que nous offre la chimie pathologique, décrits par les auteurs les plus modernes et recueillis par les principales cliniques du monde. Chacune des maladies qui sont à peine définies dans ce petit travail seront décrites dans l'ouvrage avec leurs symptômes, leurs diagnosties, leur marche et leurs variations dans les sept différentes formes pathologiques: d'état aigu, subaigu, chronique, chronique-réacutisé, etc., etc.

L'étiologie, c'est-à-dire la description des causes originaires des maladies, leur cure par la bouche sous forme de liquide pulvérisé, au moyen de courants d'air comprimé, leur proportion de gaz et de liquide même; le degré de pression que l'on doit donner dans les nombreux et divers cas de maladie, d'âge et de sexe; il y aura aussi les instructions les plus claires pour l'usage des appareils.

Ledit traité contiendra dans le texte plus de deux mille figures en chromo-lithographie représentant toutes les maladies dans les différentes périodes ci-dessus indiquées.

Vous, ô princes de la science et des beaux-arts, je vous remercie de tout cœur de ce que, appréciant mes premiers travaux, vous m'avez encouragé à faire d'autres recherches qui m'ont procuré de nouvelles découvertes. Oui, je vous remercie sincèrement; vous le savez : je ne suis ni adulteur, ni courtisan de personne, aussi soyez certains que je vous remercie parce que vous êtes de vrais savants et conséquemment au-dessus de toute jalousie. Vous savez mieux que tous autres que l'avenir d'un inventeur est le plus souvent très-difficile pour plusieurs causes, parmi lesquelles la pénurie d'argent et le manque de temps nécessaire tiennent la première place. Quelquefois une découverte étant connue de quelque personne plus adroite que savante, elle s'approprie audacieusement le mérite d'inventeur. Ainsi, le premier travaille jour et nuit en sacrifiant sa fortune, sa santé et même sa vie au profit de quelque égoïste qui ne le connaît pas. Mais cela ne doit pas interrompre notre tâche; notre mission est plus noble et nous n'avons qu'un seul but, c'est d'être utile pour toujours à la science et à l'humanité. Notre devise est: *Un pour tous et tous pour un.*

Et à vous fanfarons qui croyez avoir déjà trop étudié, qui faites de la médisance systématique contre tous ceux qui font des inventions, qui créez des soi-disant *grands journaux* pour mieux battre la caisse et que vous baptisez du nom pompeux de *journaux scientifiques*, dont vous remplissez les colonnes en glanant des articles çà et là dans les vrais journaux scientifiques de France, d'Angleterre, d'Amérique, d'Allemagne et d'Autriche, ouvrage de traducteur à un tant la ligne parce que vous ne connaissez pas ces langues, ni même la vôtre. J'en ai les preuves en main : je veux parler des lettres que vous m'avez adressées.

Aujourd'hui je vous donne ma dernière réponse en vous disant que ces philippiques, loin de me troubler l'esprit, ont, au contraire, réveillé mon courage et hâté l'accomplissement de mes découvertes scientifiques.

Un moment j'eus la crainte d'être obligé de mettre mes appareils de côté comme a dû le faire Denis Papin et de subir le sort de John Fitch.

Grâce à ma fermeté de caractère et à l'encouragement de mes nombreux amis, j'ai surmonté toutes les difficultés, et les générations présentes et futures jouiront du fruit de mes labeurs.

En remerciant la Providence de cette faveur, je continuerai de soigner et à faire soigner gratuitement dans tous mes cabinets les malades indigents qui se présenteront et, outre les soins, on leur donnera aussi les médicaments gratuits ; plus tard, je ferai aussi quelque chose pour les étudiants en médecine les plus méritants et qui seront les moins favorisés de la fortune, selon la promesse que j'ai faite à mes collègues dans ma séance du 19 janvier 1872 à l'Université de Naples.

P. S. — Une des plus tristes maladies qui affectent l'humanité est l'épilepsie *(haut mal)*. Je n'avais jamais eu la pensée de l'étudier avant l'occasion que m'a fournie un de mes clients de m'en occuper. Se trouvant atteint de catarrhe vésical et de rétrécissement à l'urèthre, il me dit que s'étant trouvé seul en présence d'un pendu, il fut saisi d'une telle frayeur qu'il fut pris de *crises nerveuses.* Ensuite d'informations que sa dame me donna, j'eus connaissance que M. T... était affecté du mal caduc. Je me mis aussitôt en devoir de le traiter au moyen des méthodes sédative, résolutive, désagrégative et tonique à l'aide des courants d'air à grande pression (une atmosphère) : la cure fut merveilleuse, car j'ai réussi à le guérir.

Encouragé par ce succès, je me suis engagé dans le traitement de cette terrible et dégoûtante infirmité. A l'heure où j'écris ces lignes, depuis cinq mois j'ai traité trente malades : huit sont guéris. A deux j'ai éloigné la fréquence des accès, car l'un est affecté d'épilepsie héréditaire et l'autre a été atteint d'échampsie à l'âge de six mois, laquelle a pris la forme épileptique. Quant aux autres, ils sont en voie de guérison.

Pour le moment, je me contente de vous faire connaître cette découverte inattendue, me promettant d'en définir les phases dans la prochaine édition de ma brochure.

La moyenne de temps nécessaire à la guérison de cette affection est au moins de deux mois; elle n'exige pas au maximum plus de trois mois de traitement dans certains cas.

CATALOGUE

MALADIES DU NEZ

1 **Ozène.** — Ulcère de la membrane pituitaire qui donne lieu à une odeur infecte. (Guérissable.)
2 **Polype.** — Excroissances charnues, fungueuses, fibreuses, etc., qui se développent dans les fosses nasales. (Guérissable.)
3 **Coryza.** — Inflammation catarrhale de la membrane muqueuse des fosses nasales. (Guérissable.)
4 **Cancer.** — Tumeur maligne de couleur fauve et livide. (Guérissable au début.)

MALADIES DES OREILLES

5 **Otite aiguë.** — Phlegmasie de la membrane muqueuse de l'oreille, qui débute ordinairement par une douleur plus

ou moins aiguë, par un bourdonnement insupportable ou par des éternuments violents. (Guérissable.)

6 **Otite chronique.** — Elle présente les mêmes phénomènes de la précédente, avec la différence qu'ils sont moins aigus. (Guérissable.)

7 **Otorrhe.** — Ecoulement par l'oreille de mucus ou de mucopus. (Guérissable.)

8 **Polype à l'oreille.** — Excroissances charnues, fibrineuses, etc., qui se développent dans l'oreille. (Guérissable.)

MALADIES DES YEUX

9 **Ophtalmie aiguë.** — Affection inflammatoire du globe de l'œil, avec rougeur de la conjonctive. (Guérissable.)

10 **Ophtalmie chronique.** — Inflammation chronique du globe de l'œil. (Guérissable.)

11 **Blépharite.** — Inflammation des paupières. (Guérissable.)

MALADIES DE LA BOUCHE

12 **Gencivite.** — Inflammation aux gencives. (Guérissable.)

13 **Phistule.** — Ulcère en forme de canal étroit, profond, plus ou moins sinueux, entretenu par un état pathologique local ou par la présence d'un corps étranger. (Guérissable.)

14 **Plaques muqueuses.** — Pustules plates de la membrane muqueuse. (Guérissable.)

15 **Polype.** — Excroissances charnues, fibreuses, etc., qui se développent dans la bouche. (Guérissable.)

16 **Cancer.** — Tumeur maligne, de couleur fauve et livide. (Guérissable au début.)

MALADIES DU PHARYNX

17 **Pharyngite.** — Inflammation aiguë du pharynx. (Guérissable.)

18 **Pharyngite chronique.** — Granulation, plaque muqueuse avec ulcère à la membrane muqueuse du pharynx. (Guérissable.)

19 **Asthme.** — Névrose de l'appareil respiratoire, le plus ordinairement périodique. (Guérissable au début.)

MALADIES DES BRONCHES

20 **Bronchite chronique.** — Inflammation chronique de la membrane muqueuse des bronches. (Guérissable.)

21 **Broncholithe.** — Calcul qui se forme dans les bronches. (Guérissable.)

22 **Bronchite capillaire.** — Inflammation et granulation chroniques à la membrane muqueuse des bronches, qui se distinguent par de l'oppression, toux fréquente, expectoration de mucosités filantes ou jaunâtres, râles sibilants, muqueux et râles sous-crépitants. (Guérissable aux 1er et 2me degrés.)

MALADIES DES POUMONS

23 **Pneumo-hémorrhagie.** — Hémorrhagie provenant des poumons. (Guérissable au début.)

24 **Péripneumonie.** — Inflammation du parenchyme pulmonaire. (Guérissable aux 1er et 2me degrés.)

25 **Hémoptysie.** — Hémorrhagie de la membrane muqueuse pulmonaire, caractérisée par l'expectoration d'une quantité plus ou moins grande d'un sang vermeil et écumeux. (Guérissable au début.)

26 **Pneumonie.** — Inflammation du parenchyme pulmonaire. (Guérissable.)

27 **Pneumonie chronique.** — Inflammation et granulation lentes et chroniques du parenchyme pulmonaire. (Guérissable aux 1er et 2me degrés.)

28 **Pneumonie bilieuse.** Inflammation chronique du parenchyme pulmonaire compliquée d'embarras gastriques, de nausées et fièvres lentes. (Guérissable aux 1er et 2me degrés.)

29 **Pneumonie chronique et induration pulmonaire.** — Endurcissement du poumon qui donne lieu à la granulation, à la formation des tubercules et à des ulcères. (Guérissables aux 1er et 2me degrés.)

30 **Pneumonie fibrineuse.** — Inflammation du parenchyme pulmonaire qui s'accompagne de l'exsudation de fibrine, laquelle se concrète dans les bronches et en oblitère les cavités. (Guérissable aux 1er et 2me degrés.)

31 **Pneumonie hypostatique.** — Congestion passive dans les parties les plus déclives des poumons, à la suite de tenir la même position dans le lit en les cas de longue maladie. (Guérissable au début.)

32 **Phthisie pulmonaire.** — Lésion du poumon qui tend à produire une désorganisation progressive de ce viscère, à la suite de laquelle survient son ulcération. (Guérissable aux 1er et 2me degrés.)

33 **Phthisie granuleuse du poumon.** — Phthisie aiguë avec infiltration grise, demi-transparente, avec ou sans cellules fibro-plastiques, qui forme une véritable granulation. (Guérissable aux 1er et 2me degrés.)

34 **Phthisie des aiguiseurs.** — Sorte de phthisie pulmonaire dont sont atteints les tailleurs de pierre à fusil, les aiguiseurs et autres professions où les ouvriers vivent dans une atmosphère chargée de poussière minérale. (Guérissable aux 1er et 2me degrés.)

35 **Phthisie tuberculeuse.** — Inflammation au poumon qui donne lieu à la granulation et à la formation rapide de tubercules. (Guérissable aux 1er et 2me degrés.)

36 **Phthisie trachéale.** — Inflammation chronique de la trachée, avec ulcération et désorganisation de la membrane muqueuse de ce conduit. (Guérissable à la 1re et à la 2me période.)

37 **Phthisie calcaire.** — Concrétion calcaire dans les cavités de l'appareil respiratoire. (Guérissable aux 1er et 2me degrés.)

MALADIES DU LARYNX

38 **Laryngite.** — Inflammation de la membrane muqueuse du larynx, et, par extension, l'inflammation du tissu cellulaire sous-muqueux de cet organe. (Guérissable.)

39 **Laryngite chronique.** — Inflammation chronique avec granulation et exulcération à la membrane muqueuse dudit organe. (Guérissable.)

40 **Œdème de la glotte.** — Gonflement œdémateux de la membrane muqueuse qui circonscrit l'ouverture supérieure du larynx. Cette maladie est constamment mortelle. (Guérissable au début.)

MALADIES DE L'ESTOMAC

41 **Gastrorrhée.** — Catarrhe de l'estomac, caractérisé par des vomissements, ordinairement faciles, d'un liquide glaireux plus ou moins abondant. (Guérissable.)

42 **Gastralgie.** — Douleur de l'estomac que l'on attribue à un état *nerveux particulier*. (Guérissable.)

43 **Gastrite.** — Inflammation de la membrane muqueuse de l'estomac. (Guérissable.)

44 Gastrite chronique. — Inflammation chronique à la membrane muqueuse de l'estomac qui donne lieu à la granulation audit organe. (Guérissable.)

45 Gastro-colite chronique. — Inflammation chronique de la membrane muqueuse de l'estomac et du colon. (Guérissable.)

46 Gastro-cystite. — Inflammation simultanée de l'estomac et de la vessie. (Guérissable.) Voir aux maladies des organes urinaires.

MALADIES DE L'ESTOMAC ET DU DUODÉNUM

47 Gastro-duodénite. — Inflammation simultanée de l'estomac et du duodénum. (Guérissable.)

MALADIES DE L'ESTOMAC ET DES INTESTINS

48 Gastro-entérite. — Inflammation simultanée de la membrane muqueuse de l'estomac et de celle des intestins. (Guérissable.)

49 Gastro-hépatite. — Inflammation de l'estomac et du foie. (Guérissable au début.)

50 Gastrorrhagie. — Hémorrhagie gastrique, exhalation de sang à la surface de la membrane muqueuse de l'estomac. (Guérissable au début de la maladie.)

MALADIES DES REINS

51 Anurie. — Suppression complète ou incomplète de l'urine occasionnée par l'engorgement desdits organes. (Guérissable à son début.)

TRAITEMENT : On lui fait boire chaque heure 100 gr. de liquide résolutif n° 11, plus cataplasmes et bains dans la région lombaire.

52 **Néphrite calculeuse.** — Calcul aux reins, aux bassinets, aux calices. (Guérissable.)

TRAITEMENT : Pendant les souffrances aiguës, il faut administrer un bain chaud, à 26° centigrades, le prolonger en proportion des forces du malade, lui donner à boire 100 gr. du liquide résolutif n° 13, chaque demi-heure, jusqu'à ce que le ou les calculs soient arrivés dans la vessie. Si la rétention complète d'urine survenait, il faut pratiquer des injections dans l'urèthre et la vessie, avec 100 grammes de liquide sédatif n° 1, en faisant uriner chaque fois jusqu'à la complète évacuation de l'urine ; on continue le traitement jusqu'à la dissolution complète des corps étrangers, comme dans les cas de la pierre dans la vessie. On administrera 100 gr. matin et soir du liquide résolutif depuis le n° 16 progressivement jusqu'au 20, et ensuite même dose du désagrégatif depuis le n° 21 progressivement au 30.

53 **Néphrolytyase.** — Sable dans les calices, les bassinets et les uretères. (Guérissable.)

TRAITEMENT : Faire prendre par la bouche 100 gr. de liquide résolutif n° 11 le matin à jeun et autant le soir en passant progressivement jusqu'au n° 20, jusqu'à la guérison complète.

54 **Néphrite albumineuse.** — (Maladie de Bright.) — Catarrhe chronique des reins avec dilatation de la substance tubuleuse desdits organes, ce qui permet l'élimination de l'albumine du sang avec les urines. (Guérissable quand cette maladie n'est pas dans le dernier stade de chronicité.)

TRAITEMENT : 50 à 100 gr. le matin du liquide sédatif n° 1 et 50 à 100 gr. le soir du liquide résolutif n° 11, et après l'usage de ces nos, on passera graduellement, pour le premier, du n° 1 au n° 10, et pour le second du n° 11 progressivement au n° 20.

55 Chylurie. — Urine lactigineuse (diabète lacté).— (Guérissable avant la dernière période de chronicité.)

TRAITEMENT: de 50 à 100 gr. de liquide sédatif le matin, et 50 à 100 gr. résolutif le soir, en commençant au n° 1 et graduellement jusqu'au n° 10, et du n° 11 progressivement au n° 20.

56 Diabète sucré. — Grande quantité d'urine contenant du glycose. (Guérissable au début.)

TRAITEMENT : 50 gr. de liquide sédatif n° 1, le matin, et 50 gr. sédatif n° 6 le soir, en augmentant chacun de ces liquides jusqu'à 150 gr. matin et soir, dans la progression journalière de 10 gr. chacune, jusqu'au maximun de 250 gr. le matin et 250 gr. le soir, plus quelques bains froids.

57 Diabète urique. — Caractérisé par une grande quantité d'urine contenant beaucoup d'acide urique en solution. (Guérissable au début de la maladie.)

TRAITEMENT : Du n° 1 progressivement au 10 des liquides sédatifs par la bouche de 50 à 150 gr., alternant avec la même quantité journalière du n° 11 graduellement au 20 résolutifs. (Augmentation 10 gr. par jour jusqu'à 150 gr. le matin et 150 gr. le soir; régime fortifiant.)

58 Polyurie. — Excression abondante d'urine sans la présence de sucre dans le liquide urinaire.(Très-facile à guérir à toutes les périodes.)

TRAITEMENT : Matin et soir on prend du liquide sédatif n° 1 progressivement au n° 10, de 50 à 150 gr., bains froids et régime fortifiant.

59 Dysnéphrotopie. — Déviation des reins et des uretères. (Non guérissable.)

60 Endonéphrite. — Inflammation de la membrane qui tapisse les bassinets des reins. (Guérissable.)

Traitement : On prendra 50 gr. de liquide sédatif n° 1
le matin, et 50 gr. résolutif n° 11 le soir, en augmentant
de 5 gr. par jour, jusqu'à 150 gr. de l'un et l'autre liquide,
en passant progressivement du n° 1 au n° 10 et du n° 11
progressivement au n° 20.

61 **Hémangiurrhée.** — Hémorrhagie des reins, des uretères
et de la vessie. (Guérissable.)

Traitement : Une cuillerée à bouche sédatif n° 5, chaque heure, en progressant jusqu'au n° 10, suspendant le
médicament à peine que le sang disparaît des urines.
— Ensuite le traitement avec le liquide résolutif du n° 11
progressivement au n° 20, en prenant 100 gr. le matin et
100 gr. le soir.

62 **Ischurie.** — Suppression complète de l'urine occasionnée
par la congestion des reins. (V. l'article Anurie.) —
(Guérissable au début.)

Traitement : On lui fait boire 100 grammes de liquide résolutif n° 11, chaque heure, et des bains tièdes
et prolongés de façon à ne pas trop affaiblir le malade.

63 **Lithonéphrite.** — Inflammation des reins, occasionnée par
des concrétions calcaires dans ces organes. (Guérissable.)

Traitement : Prendre par la bouche 50 gr. de liquide
résolutif n° 11 le matin, et 50 gr. résolutif n° 11 le soir,
en augmentant de 10 gr. par jour jusqu'à 150, et en passant de ce n° 11 progressivement jusqu'au n° 20.

64 **Néphralgie.** — Irritation nerveuse des reins avec douleur
aux mêmes organes, sans inflammation. (Guérissable.)

Traitement : Prendre par la bouche 50 gr. de liquide
sédatif n° 1 le matin, et 50 gr. résolutif n° 11 le soir,
en augmentant de 10 gr. chaque jour jusqu'à 150, et en
augmentant progressivement jusqu'au n° 10 sédatif et le
n° 20 résolutif.

65 **Néphrite ulcéreuse.** — Ulcération aux reins. (Guérissable au commencement.)

TRAITEMENT : 50 gr. de liquide sédatif du n° 10 le matin par la bouche et autant sédatif du même numéro le soir, et frictionner matin et soir sur la région des reins avec la teinture antiseptique n° 50.

66 **Helminthiase.** — Maladie des reins causée par la présence d'entozoaires. (Guérissable.)

TRAITEMENT : Prendre par la bouche 50 gr. de liquide résolutif n° 11 le matin et 50 gr. même n° le soir, en arrivant à 150 gr. matin et 150 gr. le soir, en augmentant de 10 gr. chaque jour matin et soir.

67 **Néphremphraxis.** — Obstruction de la substance tubuleuse des reins avec suppression d'urine. (Guérissable au début.)

TRAITEMENT : 30 gr. de liquide résolutif n° 11 dans un verre d'eau sucrée chaque demi-heure par la bouche, en faisant prendre un bain à 27 centig. jusqu'à l'apparition de l'urine, et ensuite faire prendre matin et soir 100 gr. du même liquide sans eau sucrée et en arrivant progressivement de n° en n° jusqu'au n° 20.

68 **Néphrite aiguë.** — Phlegmasie des reins. (Guérissable.)

TRAITEMENT : 50 gr. de liquide résolutif du n° 11 matin et soir par la bouche, en augmentant de 5 gr. chaque jour jusqu'à 150 gr. matin et 150 gr. le soir, en faisant prendre un bain chaque jour à 25 centigr. Si les urines viennent trop troubles on diminue la qualité du médicament à proportion.

69 **Néphropyique.** — Abcès purulents aux reins. — (Très-difficile à guérir, peut être mortelle en très-peu d'heures.)

TRAITEMENT : 40 gr. de liquide sédatif n° 5 toutes les heures par la bouche ; exercer des frictions sur les reins avec 20 gouttes de teinture antiseptique n° 49 ; après la friction, cataplasmes chauds de farine de lin.

70 **Néphrocèle.** — Hernie de reins. (Non guérissable.)

71 **Néphrogastrite.** — Inflammation qui se rapporte à l'estomac et aux reins à la fois. (Guérissable.) — (V. l'article des maladies concomitantes.)

72 **Néphrokistie.** — Tumeur kisteuse aux reins. (Guérissable en quelques cas.)

TRAITEMENT : 50 gr. résolutif n° 11 le matin, et 50 gr. désagrégatif n° 21 le soir, par la bouche, en augmentant de 5 gr. par jour jusqu'à 100 gr. matin et 100 gr. le soir ; passant du n° 11 progressivement au n° 20 et du n° 21 progressivement au 30 ; pratiquer des frictions sur les reins avec la teinture antiseptique n° 50. Cataplasmes de farine de lin bien chauds après la friction.

73 **Néphronéchrose.** — Gangrène des reins. (Non guérissable.) La mort peut arriver en très-peu d'heures.

TRAITEMENT : Une goutte de teinture antiseptique n° 50 dans 100 gr. d'eau sucrée toutes les heures par la bouche, en augmentant d'une goutte chaque prise jusqu'à 10, frictions dans la région des reins chaque demi-heure avec la teinture antiseptique absolue n° 50 ; cataplasmes bien chauds pour faire absorber le médicament, dans le cas d'amélioration que l'on observera par le caractère des urines, on continue le même traitement mais en diminuant une goutte de teinture dans l'eau chaque prise jusqu'à une.

74 **Néphrophlegmasie.** — Ischurie rénale, causée par la présence de mucus aux reins. (Guérissable au début.)

TRAITEMENT : 50 gr. de liquide résolutif du n° 15 chaque heure, par la bouche, jusqu'à ce que les urines soient abondantes ; ensuite 50 gr. du même liquide matin et soir en arrivant à 150 gr. le matin et 150 gr. le soir et en augmentant progressivement du n° 15 jusqu'au 20.

75 **Néphroplégie.** — Suppression complète d'urine, produite par une paralysie des reins. (On peut la combattre à son début ; mais elle présente de grands dangers de mort par la paralysie des muscles de la région rénale et des reins mêmes.)

TRAITEMENT : Une cuillerée à bouche du liquide résolutif n° 20, chaque jour frictionner les reins avec la teinture antiseptique n° 50, d'abord avec la main et ensuite avec de la laine.

76 Néphropyle. — Tumeur des reins en forme de kiste. (Non guérissable.)

TRAITEMENT : 50 gr. de liquide résolutif n° 11 le matin et 50 gr. le soir par la bouche, en augmentant de 10 gr. par jour jusqu'à 150 matin et 150 le soir ; matin et soir frictionner la région des reins avec 20 gouttes de teinture antiseptique n° 50.

77 Néphropyique. — Suppuration des reins. (Guérison difficile.)

TRAITEMENT : Une goutte de teinture antiseptique du n° 50 dans 100 gr. de liquide résolutif du n° 12 chaque heure, par la bouche, en augmentant d'une goutte chaque fois jusqu'à 10 ; cataplasmes de farine de lin chauds dans la région des reins, arrosés de teinture antiseptique n° 50. Quand l'inflammation diminue ou que l'élimination du pus s'établit, on diminue graduellement les doses des médicaments.

78 Néphropyose. — Suppuration à un seul rein. (Guérison difficile.) — (Mêmes soins que pour la précédente.)

79 Néphro-trombose. — Présence de sang coagulé dans les reins. (Guérissable.)

TRAITEMENT : 50 gr. de liquide sédatif n° 1 le matin, 50 gr. résolutif n° 11 le soir par la bouche, en augmentant de 10 gr. par jour jusqu'à 150 le matin et 150 le soir, en arrivant progressivement n° 10 du sédatif et du 20 résolutif ; matin et soir frictionner la région des reins avec 30 gouttes de teinture antiseptique n° 41.

80 Néphro-névralgie. — Douleurs névralgiques aux reins. (Guérissable.)

TRAITEMENT : 50 gr. de liquide résolutif n° 11 le matin, et 50 gr. résolutif n° 16 le soir par la bouche, en augmentant de 5 gr. matin et soir jusqu'à 120 gr. chaque prise en arrivant progressivement aux n°s 15 et 20.

81 **Névranglovralgie.** — Douleur spasmodique qui part des reins, parcourt les uretères, la vessie et l'urèthre. (Guérissable.)

TRAITEMENT : 30 gr. de liquide résolutif du n° 15 chaque heure, par la bouche, dans une tasse d'infusion de café Moka non torréfié. Bains chauds et cataplasmes aux reins et au périnée après avoir frotté avec de la pommade de belladone et de jusquiame, ensuite il faut chercher la cause et la combattre énergiquement.

82 **Névro-néphralgie.** — Douleur nerveuse qui part des reins et se propage aux uretères. (Guérissable. — Même traitement que le précédent.)

83 **Périnéphrite.** — Inflammation du tissu lamineux qui enveloppe immédiatement le rein. (Guérissable.)

TRAITEMENT : 50 gr. de liquide sédatif n° 6 le matin, 50 gr. résolutif n° 16 le soir par la bouche, en augmentant de 5 gr. par jour jusqu'à 100 le matin et 100 gr. le soir, et en passant progressivement du 6 au 10 et du 16 progressivement au 20. Friction sur les reins avec 20 gouttes de teinture antiseptique du n° 45 matin et soir.

84 **Phlegmasie aux reins.** — Inflammation aiguë et engorgement desdits organes avec diminution ou suppression complète de l'urine, comme dans les cas de l'ischurie rénale, de la suette des Anglais et du choléra. (Seulement guérissable à son début.)

TRAITEMENT : 30 gr. de liquide résolutif du n° 20 chaque heure dans une tasse de café Moka et vert par la bouche; bains chauds tant que le malade n'est pas trop affaibli, on suspend le traitement dès la réapparition des urines.

85 **Phygethlon.** — Inflammation lente aux reins, qui donne lieu à la diminution de la sécrétion urinaire, à l'engorgement chronique du foie et de la rate. (Guérissable.)

TRAITEMENT : 50 gr. de liquide résolutif n° 11 le matin et 50 gr. le soir, par la bouche, en augmentant de 4 gr.

par jour jusqu'à 100 le matin et 100 gr. le soir, en arrivant progressivement au n° 20. Frictionner avec la teinture antiseptique du n° 47 matin et soir à la région des reins, du foie et de la rate; cataplasmes de farine de lin chauds pour aider l'absorption des médicaments.

86 **Phlmonéphrosie.** — Abcès tuberculeux aux reins. (Très-difficile à combattre.)

TRAITEMENT : 10 gr. de liquide sédatif n° 6 le matin et à midi, 10 gr. résolutif n° 16 à 3 heures et le soir par la bouche, en augmentant de 5 gr. chaque jour jusqu'à 50 le matin, 50 à midi, 50 à 3 heures et 50 le soir; frictionner 2 fois par jour avec la teinture antiseptique n° 50 sur les reins.

87 **Septico-néphrite.** — Inflammation aux reins, occasionnée par l'usage de matières septiques. (Guérissable à son début.)

TRAITEMENT : 5 gouttes de teinture antiseptique n° 50 dans 100 gr. de liquide résolutif n° 14 chaque heure par la bouche, et augmentant d'une goutte jusqu'à 10; frotter à la région des reins avec cette teinture et cataplasmes bien chauds.

88 **Toxico-néphrite.** — Inflammation aux reins par l'usage de matières toxiques. (Guérissable au début.)

TRAITEMENT : 50 gr. de liquide désagrégatif n° 21 chaque heure par la bouche, frotter à la région des reins avec de la teinture antiseptique du n° 50 jusqu'à la disparition des accidents ; bains tièdes.

89 **Suette des Anglais.** — Fièvre occasionnée par l'hypertrophie d'un ou des deux reins, avec diminution ou suppression complète de l'urine et sueur très-abondante. (Guérissable.)

TRAITEMENT : 100 gr. matin et soir du liquide résolutif n° 11 par la bouche, et progressivement jusqu'au n° 20; frotter matin et soir à la région des reins avec la teinture antiseptique n° 50.

90 **Choléra asiatique.** — Hypertrophie, engorgement ou congestion d'un ou des deux reins, avec diminution ou suppression complète de l'urine. La rétrocession de ce liquide à l'organisme donne lieu aux vomissements, à la diarrhée, aux crampes et à la mort occasionnée par l'absorption du venin cholérique et par les acides que contient l'urine. (Peut être combattue efficacement à son début.)

TRAITEMENT : 100 gr. de liquide désagrégatif du n° 21 par la bouche, et augmenter d'un n° toutes les heures jusqu'au n° 30 ; frictions aux reins et à l'estomac avec la teinture antiseptique n° 50 et compresses sur le ventre imbibé du liquide sédatif n° 10.

———

MALADIES DES URETÈRES

91 **Néphrite calculeuse.** — Concrétions calcaires qui se forment aux uretères. (Guérissable.)

TRAITEMENT : 100 gr. de liquide résolutif n° 11 le matin et 100 gr. le soir par la bouche, passant progressivement au n° 20, ensuite désagrégatif n° 21 progressivement au 30 (même dose), si les calculs tombant dans la vessie ne peuvent pas être émis, on recourt au traitement de la pierre vésicale (voir cet article) ; frictions très-légères sur la région des uretères avec la teinture antiseptique n° 46. Si le malade a de fortes coliques ; bains tièdes pour faciliter l'émission des calculs.

92 **Catarrhe aux uretères.** — V. Pyélite. (Guérissable.)

93 **Coarctation des uretères.** — Rétrécissements qui ont lieu sur un ou plusieurs points desdits organes. V. Pyélite. (Guérissable, à l'exception des cas où les obstacles sont des cicatrices.)

94 **Gravelle aux uretères.** — Formation de sable et de gravelle dans lesdits organes. (Guérissable.)

TRAITEMENT : 50 gr. de liquide sédatif n° 1, le matin à 6 heures, par la bouche, 50 gr. résolutif n° 11 à midi, 50 gr. désagrégatif n° 21 le soir à 6 heures, en progressant du n° 1 au 10, et du n° 11 au 20 et du 21 au 30, si quelque gravier soit par son volume soit par sa forme ne pouvait être émis. (V. l'art. du calcul vésical.)

95 Hémorrhagie à un ou aux deux uretères. — (Guérissable.)

TRAITEMENT : 60 gr. de liquide sédatif n° 1 le matin, par la bouche, 50 gr. sédatif n° 6 le soir, en augmentant jusqu'à 150 gr. le matin et 150 gr. le soir, et du n° 1 progressivement au n° 5 et du n° 6 progressivement au n° 10 ; bains froids.

96 Calculs aux uretères. — Concrétions calcaires de gros volume dans lesdits organes. (Guérissable.)

TRAITEMENT : Chaque heure une cuillerée à bouche de liquide désagrégatif n° 21 ; frotter sur la direction des uretères avec la teinture antiseptique n° 41; bains tièdes et prolongés jusqu'à ce que le calcul soit tombé dans la vessie. Si le calcul n'est pas émis on fait le traitement comme pour le calcul vésical. (Voir ledit art.)

97 Pyélite. — Inflammation chronique de la muqueuse des bassinets, des calices des reins et des uretères. En beaucoup de cas elle est compliquée de rétrécissements de ces derniers organes. (Guérissable quand il n'existe pas d'obstacles de cicatrice. Quand il y a obstacle de cette nature on n'obtient qu'une simple amélioration.)

TRAITEMENT : 50 gr. de liquide sédatif par la bouche le matin du n° 1, 50 gr. résolutif le soir du n° 11, augmentant 10 gr. par jour jusqu'à 150 gr. le matin et 150 gr. le soir du n° 1 progressivement au n° 10 et du n° 11 au 20 progressivement; se tenir à ces derniers n°ˢ jusqu'à la guérison complète.

MALADIES DE LA VESSIE

98 **Acystinervie.** — Paralysie de la vessie. (Guérissable dans la plupart des cas.) Non guérissable, quand le malade est tombé sur la colonne vertébrale ou sur la région des reins.

TRAITEMENT : Faire vider la vessie au moyen d'un cathéter à la Nélaton s'il n'y a pas d'obstacle à l'urèthre. Dans le cas d'obstacles on se sert d'un cathéter à l'anglaise ou d'une sonde métallique ; en otant l'instrument on pratique une injection avec 100 gr. de liquide sédatif n° 1, le laissant dans la vessie jusqu'au premier besoin d'uriner. On peut faire cette médication deux fois par jour et pas moins d'une fois. On augmente de dix grammes pour chaque jour jusqu'à la quantité de 250 gr. par chaque médication en passant du n° 1 au 10 progressivement. Après l'usage du liquide sédatif n° 10, on commencera le résolutif du n° 11 progressivement jusqu'au n° 20, et ensuite on passera du désagrégatif du n° 21 progressivement au n° 30 et aux toniques du n° 31 progressivement au n° 40 ; frictions avec la teinture antiseptique n° 45 et progressivement au n° 50 sur la région vésicale, le soir en se mettant au lit.

99 **Acystie.** — Monstruosité par absence de la vessie. (V. art. Monstruosité). — Il n'est pas utile de dire que cette infirmité ne se soigne pas.

100 **Acystotrophie.** — Atrophie, rétrécissement ou défaut de développement de la vessie. (Curable quand c'est un rétrécissement accidentel et non curable quand c'est congénital.)

TRAITEMENT : Introduire par injection dans la vessie 5 gr. du liquide sédatif n° 1 deux fois par jour, augmentant de 5 gr. par chaque médication jusqu'au maximum de 250 gr. tant que le malade pourra le supporter et sans exercer beaucoup de pression sur la vessie. On suspend l'augmentation de la quantité de liquide les jours où on

émet beaucoup de mucus ou de fongosités avec les urines.
On arrivera au maximum de la quantité de 250 gr. et en
arrivant progressivement au n° 10 du liquide sédatif et
du 11 progressivement au 20 résolutif. Dans le cas de
complication calcaire on userait du désagrégatif du n° 21
et graduellement au n° 30.

101 **Parèse vésicale.** — Diminution de contractilité dudit organe. (Curable.)

TRAITEMENT : Faire uriner naturellement ou artificielle-
ment le malade, injecter ensuite 50 gr. du liquide sédatif
du n° 1 et augmentant de 10 gr. par jour jusqu'à 250 gr. en
passant progressivement du n° 1 au 10 sédatif et du 11
progressivement au 20 résolutif, du 21 progressivement au
30 désagrégatif ; (si on trouve des traces calcaires dans
l'urine) du 81 progressivement au 40 toniques, on fera des
frictions sur la vessie avec la teinture antiseptique n° 45.

102 **Catarrhe muqueux de la vessie.** — Ecoulement abondant de mucus qui se produit avec le premier et le dernier
jet d'urine. (Guérissable.)

TRAITEMENT : Inject. avec le liquide sédatif n° 1, 50 gr.
en observant de laver l'urèthre avant d'entrer dans la
vessie, passer du n° 1 progressivement au n° 10 ; augmentant de 10 gr. pour chaque jour jusqu'à 250 gr. si les
accidents ne cessent pas, on devra chercher les complications, et si c'est un engorgement de la prostate ou un
calcul vésical on se portera aux traitements indiqués
pour ces différents cas de maladies.

103 **Blenno-cystite.** — Vice blennorrhagique qui s'est propagé
à la vessie, par imprudence, en pratiquant des injections,
ou pour autre cause. (Guérissable.)

TRAITEMENT : Inject. avec le liquide sédatif n° 1 : 50
gr.; quand l'urèthre ne donne plus de mucus dans les
liquides, on injecte dans la vessie en augmentant de 10 gr.
chaque fois jusqu'à 250 gr. du n° 1, et progressivement de
n° en n° jusqu'au n° 10 sédatif ; et du 11 progressivement

au 20 résolutif, jusqu'à ce que les urines viennent bien claires ; cataplasmes de farine de lin arrosés avec le liquide sédatif n° 10, deux bains tièdes par jour.

104 **Graviers et sable dans la vessie.** — Concrétions calcaires dans ledit organe. (Guérissable.)

TRAITEMENT : Injection du liquide sédatif n° 1 et progressivement jusqu'au n° 10 en commençant par en introduire 10 gr. et augmenter de 10 gr. par jour jusqu'à la dose de 250, et du n° 11 résolutif progressivement au n° 20 et du n° 21 désagrégatif progressivement au n° 30 ; dans le cas où quelque gravier s'arrête dans le col vésical et donne lieu à la rétention d'urine, il faut injecter du liquide résolutif n° 11 jusqu'à cessation de la résistance ; bain tiède et ensuite tenir le lit.

105 **Calcul vésical.** — Agrégation et concrétion de matière calcaire et de mucus animal dans cet organe. (Guérissable.)

TRAITEMENT : Injecter 10 gr. du liquide sédatif n° 1, dans la vessie et progressivement jusqu'au n° 10 pour combattre l'inflammation, en augmentant de 10 gr. chaque jour jusqu'à 250 gr. ; ensuite on fait le traitement résolutif du 11 progressivement au 20 pour dégager la prostate qui, dans ce cas, est toujours hypertrophiée. On fait ensuite le traitement désagrégatif du n° 21 progressivement au 30. Si la vessie est faible à la suite de longues souffrances et qu'en ne se vidant pas complétement, elle présente encore des signes de catarrhe, on fait le traitement tonique du n° 31 progressivement à 40 ; ensuite friction dans la région de la vessie avec la teinture antiseptique n° 50.

106 **Pierre vésicale.** — Concrétion calcaire dans la vessie comme le cas précédent, avec la différence que le volume est beaucoup plus grand et peut atteindre celui d'un œuf de poule ordinaire et même de dinde. Elle donne lieu à des hémorrhagies à la vessie, à l'anus et au périnée, avec catarrhe et douleurs très-aiguës. (Guérissable.)

TRAITEMENT : Comme dans le cas du calcul vésical, avec cette différence que le malade observe un régime sévère et évite les variations de température.

107 Pierre vésicale qui a la forme d'une coque d'œuf et qui est adhérente à la membrane muqueuse de la vessie. — Incrustation calcaire sur les parois internes du col ou de toute la cavité dudit organe, qui interrompt complétement ou incomplétement sa fonction contractile en l'émission de l'urine. (Guérissable.)

TRAITEMENT : Comme l'article précédent, avec cette différence que le régime peut être moins sévère.

108 Pierre vésicale qui prend la forme de lames de couteau, concrétion calcaire qui se forme dans les plis de cet organe. — Concrétion calcaire qui se produit dans les cas de rétrécissement de la vessie et dans les cas de récidive de la pierre ou calculs dans ledit organe. (Guérissable.)

TRAITEMENT : Injecter 20 gr. de liquide sédatif n° 1, en augmentant de 10 gr. par jour jusqu'à 250 gr., en observant que si la vessie oppose de la résistance on n'augmentera que de 5 gr. par jour et progressivement du n° 1 au n° 10 ; ensuite résolutif du 11 progressivement au 20 pour dégorger l'hypertrophie prostatique qui complique tout ce cas, ensuite le liquide désagrégatif du n° 21 progressivement au n° 30. Dans le cas de grand affaiblissement de l'organe par suite de longues souffrances, on fait le traitement tonique du liquide n° 31 et progresssivement au 40 ; frictionner avec la teinture antiseptique n° 50 sur la région vésicale ; régime sévère et repos absolu, éviter les brusques changements de température surtout par les temps humides et froids.

109 Cystite. — Inflammation aiguë de la vessie accompagnée de douleurs et de ténesme dudit organe, qui se propage au périnée, à l'hypogastre, au rectum et à l'anus. Dans beaucoup de cas elle donne lieu à la rétention complète de l'urine. (Guérissable.)

TRAITEMENT : 50 gr. de liquide sédatif n° 1 par injection le matin et le soir, en augmentant de 10 gr. pour chaque médication jusqu'à 250 gr. et passant progressivement au n° 10; bains tièdes. Quand la période aiguë sera passée, traitement résolutif du n° 11 et progressivement au 20 à cause de l'engorgement de la prostate qui complique toujours ce cas de maladie, régime rigoureux et repos.

110 **Catarrhe subaigu de la vessie.** — Inflammation non aiguë dudit organe, mais qui peut le devenir [par suite du moindre incident. (Guérissable.)

TRAITEMENT : Injecter 50 gr. du liquide sédatif n° 1 en augmentant de 10 gr. par jour jusqu'à 250 et du n° 1 progressivement au n° 10 et passant ensuite du n° 11 progressivement à 20.

111 **Catarrhe chronique de la vessie.** — Inflammation chronique dudit organe. (Guérissable.)

TRAITEMENT : Injecter 50 gr. de liquide sédatif n° 1 progressivement au n° 10 en augmentant de 10 gr. par jour jusqu'à 250 gr.; user le résolutif du n° 11 progressivement au 20 et désagrégatif du 21 progressivement au 30 parce que dans ce cas on rencontre toujours des concrétions calcaires au trigone vésical.

112 **Cystalgie.** — Douleurs spasmodiques et nerveuses à la vessie. (Guérissable.)

TRAITEMENT : Chaque heure injecter 100 gr. de liquide sédatif du n° 1 mêlé avec le liquide résolutif n° 11 ; bains tièdes, lavements émollients et cataplasmes de farine de lin et pommade de belladone sur le ventre. Analyser les urines pour connaître les causes et recourir au traitement spécial.

113 **Cystocèle.** — Hernie de la vessie, totale ou partielle. Peut s'échapper par l'anneau inguinal ou par l'arcade crurale, tant chez l'homme que chez la femme. (Non guérissable.)

114 Cystodynie. — Douleur rhumastismale à la vessie qui a son foyer dans la tunique musculaire dudit organe. (Guérissable.)

TRAITEMENT : Injection chaque heure avc⋯ ⋯.de liquide sédatif du n° 1 et progressivement au ⋯ ; cataplasmes de farine de lin, pommade de belladone sur l'hypogastre et au périnée. S'il y a des complications, il faut se reporter au traitement spécial.

115 Cystophlse. — Formation de gaz dans la vessie, produits par la fermentation du mucopus. (Guérissable.)

TRAITEMENT : V. catarrhe chronique de la vessie.

116 Cystoïde. — Tumeur kistique dans la vessie. En beaucoup de cas on y trouve des infusoires (spiroptères de Rodolfi). (Guérissable.)

TRAITEMENT : 50 gr. de liquide sédatif n° 1 par injection en augmentant de 10 gr. chaque jour jusqu'à 250 grammes et progressivement du n° 1 au 10, et résolutif de 11 progressivement au 20, désagrégatif du 21 progressivement au 30, et dans les cas d'affaiblissement de la vessie, les toniques du 31 progressivement au 40 et teinture antiseptique n° 50 par friction sur l'hypogastre chaque fois 20 gouttes.

117 Cystophlégye. — Paralysie instantanée de la vessie pour cause traumatique, comme chute sur le dos ou sur le bas-ventre, ou par suite d'un effort pour porter un grand poids. (Non guérissable.)

TRAITEMENT : Si les urines contiennent du sang et qu'il y ait une forte inflammation, il faut faire le traitement sédatif par injonction du liquide n° 1, 100 gr. chaque heure ; bains sur la vessie avec le liquide résolutif n° 11 en changeant progressivement jusqu'au n° 20. La première période d'inflammation passée, injection avec les liquides résolutifs n° 11 progressivement au 20 ; désagrégatif du 21 progressivement au 30 et du tonique n° 31 progressivement à 40 ; frictions avec la teinture antiseptique n° 50.

118 Cystotose. — Chute de la membrane muqueuse de la vessie. (Non guérissable.)

119 Cystopyique. — Première phase de la supuration de la vessie. (Guérissable au début.)

TRAITEMENT : Injection de liquide sédatif n° 1 chaque 6 heures en augmentant de 20 gr. par jour jusqu'à 250 et du n° 1 progressivement au 10 sédatif, du 11 progressivement au 20 résolutif ; si, par complication, le traitement spécial.

120 Cystospastique. — Ténesme et inflammation à la vessie. (Guérissable.)

TRAITEMENT : Injection avec 50 gr. de liquide sédatif n° 1 le matin et 50 gr. résolutif n° 11 le soir, en augmentant de 10 gr. chaque jour jusqu'à 250 gr., et du 1 progressivement au 10 et du 11 progressivement au 20 ; cataplasme de farine de lin sur le ventre avec friction de la pommade de belladone. Dans le cas de traces calcaires dans les urines, il faut le traitement désagrégatif du 20 progressivement au 30 à la quantité de 250 gr. et une médication par jour.

121 Granulation et fungosités dans la vessie et l'urèthre. (Guérissable.)

TRAITEMENT : 50 gr. de liquide sédatif n° 1 par injection dans la vessie en augmeutant de 10 gr. par jour jusqu'à 250 gr. et du n° 1 progressivement au 10 et du 11 progressivement au 20 résolutif ; si les principes calcaires, traitement désagrégatif du n° 21 progressivement à 30.

122 Fistule à la vessie. — Plaie qui traverse cet organe. (Non guérissable.)

TRAITEMENT : Mettre un cathéter Medici dans l'urètre, avec la lumière dans la vessie et la valvule extérieurement pour tenir la vessie toujours vide d'urine et on fait coucher le malade du côté opposé au trajet fistuleux, ensuite on pratique des injections par cathéter à la vessie avec 50 gr. de liquide sédatif n° 1, en augmentant de 5 gr. par jour jusqu'à 100 gr., en passant du n° 1 progressivement au n° 10 sédatif et du n° 11 progressivement au n° 20 résolutif; on emploie les mêmes médicaments par injection dans l'orifice externe de la fistule en l'additionnant d'une goutte de teinture contre les fistules et progressivement d'une goutte à 10 sur 100 gr. de liquide et observer que ce liquide ne provoque pas d'inflammation, dans ce cas, diminuer le médicament actif.

123 **Hématurie vésicale.** — Perte de sang avec les urines. (Guérissable.)

TRAITEMENT : Dans l'état aigu on pratique une injection de liquide sédatif n° 1 ; 100 gr. chaque heure en changeant de n° chaque heure aussi du n° 1 progressivement au n° 10 ; compresses avec du liquide sédatif n° 10 sur la vessie. Dans les cas d'hématurie chronique, on fait la médication une fois par jour du liquide sédatif n° 1, 50 gr. en augmentant 10 gr. par jour jusqu'à 250 gr. et passant du n° 1 progressivement au 10 des liquides sédatifs; si ensuite l'urine contient du catarrhe, traitement résolutif du 11 progressivement au 20, et si trace calcaire, désagrégatif du 21 progressivement au 30.

124 **Hypersarcose.** — Excroissances charnues et fongueuses dans la vessie. (Pas radicalement guérissable parce qu'on ne peut pas détruire les excroissances charnues.)

TRAITEMENT : Liquide sédatif n° 1 : 50 gr., en augmentant de 5 gr. par jour en faisant attention de ne pas forcer la vessie parce qu'elle peut être occupée par une quantité de ces matières; on passera du n° 1 progressivement au n° 10 et du 11 progressivement au 20. Si les urines ne sont pas normales, on usera du désagrégatif n° 21 et progressivement au 30. Dans les cas où les corps étrangers s'engageraient dans l'urèthre et donneraient lieu à la rétention complète d'urine, il faut pratiquer les injections avec le liquide sédatif n° 2 jusqu'à ce que le corps étranger soit sorti ou retombé dans la vessie; ne pas trop dilater la vessie et faire uriner le malade couché sur le dos pour éviter que le corps étranger ne se représente de nouveau à l'orifice interne de l'urèthre.

125 Inertie ou parèse de la vessie. — Diminution de la force contractile dudit organe pendant l'émission urinaire. (Guérissable dans les cas ne provenant pas d'un grand effort, d'une chute sur la colonne vertébrale ou sur l'hypogastre.)

TRAITEMENT : 50 gr. de liquide sédatif n° 1, en augmentant de 10 gr. par jour jusqu'à 250 gr. et passant progressivement du n° 1 au 10, du 11 résolutif progressivement au 20, du 21 progressivement au 30 désagrégatif, du 31 progressivement au 40 tonique ; frictionner sur la vessie avec 20 gouttes de teinture antiseptique n° 50, ajouter une goutte jusqu'à 20 de la même teinture dans les injections, du liquide tonique du n° 40 dans les cas où la vessie n'aurait pas repris sa force.

126 Ischurie vésicale. — Rétention presque complète d'urine avec suintement par gouttes quand le malade dort. (Guérissable.)

TRAITEMENT : Injection avec 10 gr. de liquide sédatif n° 1, en augmentant de 5 gr. par jour, et à proportion que la vessie se vide, jusqu'au maximum 200 gr. en passant du n° 1 progressivement au 10 sédatif, du 11 progressivement au 20 résolutif et chercher la cause et se reporter à l'article spécial pour le traitement.

127 Péritonite. — Inflammation aiguë du péritoine. (Guérissable au début et à l'état chronique.)

TRAITEMENT : Compresses avec le liquide sédatif n° 10 sur l'abdomen et alterner avec le résolutif n° 20, le diagnostic de la cause étant connu se reporter au cas spécial pour le traitement.

128 Péritonéorrhagie. — Hémorrhagie dans le péritoine. (Qui ne se soigne qu'au début et avec peu d'espoir de succès.)

TRAITEMENT : Compresses sur l'abdomen avec sédatif n° 10, froid le plus possible, les changer chaque 10 minutes.

129 Péritonite des nouveau-nés. — Inflammation du péritoine. (Peut être combattue avec succès au début.)

TRAITEMENT : Compresses sur le bas-ventre avec le liquide sédatif n° 1 et n° 2.

130 Péritonéotropie. — Perforation du péritoine. (Non guérissable.)

131 Phymatose péritonéale. — Tubercules sur le péritoine. (Guérison difficile.)

TRAITEMENT : Frictionner le bas-ventre avec 20 gouttes de teinture antiseptique n° 46 et progressivement jusqu'au n° 50.

132 Rupture de la vessie par cause traumatique. — La mort est presque toujours instantanée chez l'homme.

TRAITEMENT : 50 gr. de liquide sédatif n° 4 par injection, en augmentant de 10 gr. chaque heure en arrivant progressivement au n° 10; on suspend la médication dès qu'il ne vient plus de sang avec les urines. Compresses avec le liquide sédatif n° 10 et ensuite résolutif n° 20. Un cathéter Medici, la lumière en dedans et la valvule dehors, et faire coucher du côté opposé à la rupture.

133 Ténesme vésical. — Spasme à la vessie accompagné de fréquents besoins d'uriner, mais sans inflammation. (Guérissable.)

TRAITEMENT : 3 médications par jour à 6 heures de distance avec 50 gr. de liquide sédatif n° 1 et augmentation de 5 gr. par médication jusqu'à 250, et du n° 1 progressivement au 10; si le mal n'est pas complétement combattu, il faut rechercher la cause et se reporter au traitement.

134 Trichocyste. — Tumeur kistique à la vessie qui contient des cheveux. (Guérissable.)

TRAITEMENT : Liquide sédatif 50 gr. n° 1 par injection en augmentant de 5 gr. par jour jusqu'à la quantité que peut contenir la vessie sans la forcer, et du n° 1 progressivement au 10, résolutif du 11 et progressivement au 20, désagrégatif

21 et progressivement au 30 ; quand la vessie est faible, les liquides toniques du 31 et progressivement à 40, en additionnant ce dernier de une à 10 gouttes de teinture antiseptique.

135 **Timpanite péritonéale.** — Gaz qui se développent au péritoine. (Guérissable.)

Pour ce traitement, il faut se reporter aux causes.

136 **Ulcération de la vessie.** — Plaies qui se forment dans ledit organe. (Guérissable.)

TRAITEMENT : 50 gr. de liquide sédatif n° 1 par injection, en augmentant de 10 gr. par jour pour arriver à 250 : si l'organe ne peut le supporter on n'augmentera que de 5 gr. par jour, on ira progressivement du n° 1 au 10 sédatif, et du 11 au 20 résolutif en pratiquant des frictions avec 10 gouttes de teinture antiseptique à l'hypogastre et au périnée.

137 **Sensation douloureuse qui parcourt de la vessie à l'urèthre dans l'acte de la mixtion urinaire.** — (Guérissable.) Est toujours le symptôme d'une autre maladie.

TRAITEMENT : 20 gr. de liquide sédatif n° 1 par injection en augmentant de 10 gr. par jour jusqu'à 250 et du n° 1 progressivement au 10, du 11 résolutif au 20; s'il y a des traces calcaires, traitement désagrégatif du liquide n° 20 et progressivement au 30; cataplasmes de farine de lin et pommade de belladone, bains tièdes.

MALADIES DE LA PROSTATE

138 **Atrophie de la prostate.** — Dimiuution du volume de la prostate. (Très-rare et difficile à guérir.)

TRAITEMENT : Injection à 20 gr. de liquide résolutif n° 11 en augmentant de 5 gr. par jour, et progressivement arriver à 200 et au n° 20; frictions avec teinture antiseptique du n° 46 à l'hypogastre et au périnée, chercher la cause et se reporter au traitement de la même.

139 Aspermatisme. — Impossibilité ou difficulté d'émettre le sperme dans les rapports sexuels. (Guérissable.)

TRAITEMENT : Chercher la cause, comme l'hypertrophie de la prostate et obstacles à l'urèthre, etc., etc.

140 Prostatolythe. — Concrétions calcaires dans la prostate ou à la surface dudit organe. (Guérissable avec difficulté.)

TRAITEMENT : 30 gr. de liquide sédatif n° 1 par injection en augmentant de 5 gr. par jour jusqu'à 250, du 1 progressivement au 10, du 11 au 20 résolutif, du 21 au 30 désagrégatif ; se tenir à ce dernier n° jusqu'à la disparition de tous phénomènes pathologiques.

141 Coliques néphrétiques. — Occasionnées par l'engorgement de la prostate. (Guérissable.)

TRAITEMENT : Injection avec 100 gr. de liquide sédatif n° 2, bain tiède à 26 0/0, 200 gr. par la bouche d'infusion de café Moka non torréfié avec 50 gr. de liquide résolutif du n° 11 ; on répète la même médication à la vessie et la même boisson chaque heure et aussi le bain si le malade n'est pas trop faible ; si constipation, lavements avec mauve, on attire les gaz des intestins au moyen d'une seringue vide.

142 Cryptolithe. — Concrétion calcaire dans le corps de la prostate. (Non guérissable.)

143 Dysurie. — Rétention incomplète de l'urine occasionnée par l'hypertrophie de la prostate. (Guérissable.)

TRAITEMENT : 20 gr. de liquide sédatif n° 1 par injection en augmentant de 5 gr. par jour jusqu'à 200 gr. du 1 et progressivement au 10 et du 11 progressivement au 20, si trace calcaire, désagrégatif n° 21 progressivement au 30, si faiblesse, tonique du 31 progressivement au 40 et de une à 10 gouttes de teinture antiseptique du n° 50.

144 Exontrose. — Pollution nocturne. (Guérissable.)

TRAITEMENT : 50 gr. de liquide sédatif n° 1 par injections tous les jours en augmentant de 10 gr. par jour jusqu'à 250 gr. On passera ensuite au 11 résolutif jusqu'au 20 progressivement. Si existent des complications, se reporter au traitement.

145 Fistule à la prostate. — (Très-difficile à guérir.)

TRAITEMENT : 50 gr. de liquide sédatif n° 1 par injections tous les jours, en augmentant de 10 gr. par jour jusqu'à 250, du n° 1 on passera au 10 progressivement. Ensuite on passera au 11 résolutif jusqu' au 20, en ayant soin d'introduire dans l'urèthre un gros cathéter à la Nélaton pour éviter le passage de l'urine dans la fistule ; explorer les organes pour reconnaître les complications, car ce cas dérive de la chronicité d'une autre maladie.

146 Prolapsus de la prostate. — Défaut complet de contractilité sur l'urèthre, presque toujours occasionné par l'introduction forcée d'une sonde métallique ou d'un lithotriteur plus gros que ne le comporte le calibre de l'urèthre. (Maladie très-grave et bien rare, la guérison est impossible. — Un cas en 20 ans d'exercice. Cette maladie donne constamment lieu à l'incontinance complète de l'urine.)

147 Hypertrophie de la prostate. — Augmentation de volume de ladite glande qui donne lieu à la rétention complète ou graduelle de l'urine. (Guérissable.)

TRAITEMENT : 60 gr. de liquide sédatif n° 1 ; on pratiquera les injections d'abord avec la petite seringue d'étain sans exercer de pression, en mettant 2 ou 3 seringues de suite, de manière à remplir l'urèthre, entretenant le liquide pendant une minute, le versant pour recommencer jusqu'à la consommation des 60 gr.

Après 2 ou 3 jours de médication, la prostate étant déjà diminuée de volume, permet au liquide de passer dans la vessie, alors on introduira 30 gr. de liquide sédatif n° en augmentant de 10 gr. par jour jusqu'à 250 gr. ; si la vessie ne se vide pas complétement, on angmentera seulement en proportion du progrès obtenu sans violenter la vessie.

Dans le cas de rétention subite, il faudra répéter plusieurs fois la médication sans limite de liquide, parce qu'on arrive toujours à franchir la limite prostatique en faisant uriner le malade à plusieurs reprises ; s'il se présente de l'interruption dans le jet de l'urine on répètera la médication jusqu'au résultat, qu'ayant introduit 5 seringues de liquide on obtienne presque 100 gr. d'urine, continuer jusqu'à ce que la vessie se vide complétement, ce qu'on peut reconnaître facilement par le liquide injecté qui ne sera plus mélangé d'urine.

Bains tièdes, cataplasmes sur le ventre et au périnée avec pommade de belladone, repos absolu ; médication matin et soir, en passant progressivement du n° 1 au n° 10 sédatif, du 11 progressivement au 20 résolutif ; analyser les urines et, s'il existe quelque complication, on verra le cas s'y rapportant pour le traitement.

Dans le cas où la vessie aurait été trop détendue et qu'il en résulterait la paralysie de l'organe, ce qui empêcherait l'émission de l'urine, on se servirait dans ce cas d'un cathéter à la Nélaton ou à l'anglaise, ou enfin, si le cathétérisme est trop difficile avec une sonde métallique, il serait alors prudent de fixer le cathéter et de le laisser en permanence ; on injecterait par la sonde seulement 100 gr. de liquide, en augmentant progressivement comme de coutume ; on pourra ôter le cathéter le 3me jour si on voit l'urine s'échapper le long de la paroi externe de la sonde.

148 **Prostatite.** — Inflammation de la prostate avec engorgement et congestion de ladite. Donne lieu à la rétention complète de l'urine. (Guérissable.)

TRAITEMENT : Si le malade est d'un tempérament sanguin et hémorrhoïdal, on lui appliquera 6 à 12 sangsues au périnée très-près de l'anus ; on lui pratiquera des injections avec le liquide sédatif n° 1 jusqu'à ce qu'on ait franchi la prostate sans exercer de pression, mais en répétant les injections dans l'urèthre et le vidant alternativement; quand l'urèthre est franchi, on invite le malade à uriner couché sur le dos ; s'il ne peut uriner faute de contractilité ou par suite de paralysie instantanée de la vessie, on pratique le cathétérisme comme à l'article précédent, etc.; on continuera à injecter le liquide sédatif n° 1, 50 gr. matin et soir, en augmentant de 10 gr. par jour jusqu'à 250 gr. et du n° 1 progressivement au 10, du 11 progressivement au 20 résolutif; si la maladie est vésicale, se reporter à l'article qui concerne cette maladie.

149 Prostatocèle. — Tumeur prostatique ou abcès à la prostate. (Guérissable dans les cas où la tumeur se trouve dans l'urèthre prostatique et qu'on peut appliquer un cathéter en permanence pour la préserver de l'infiltration urineuse.)

De préférence on se servira d'un cathéter à la Nélaton pour éviter la fièvre uréthrale et au besoin un cathéter vrai anglais ou encore d'une sonde métallique ; médication sans cahéter si l'introduction en est facile.

TRAITEMENT : Liquide sédatif n° 1 : 50 gr. par injections dans la vessie matin et soir, en augmentant de 10 gr. par jour, et du n° 1 progressivement au 10, on passera ensuite au n° 11 résolutif jusqu'au 20 progressivement; il est nécessaire dans ce cas de faire des injections en dehors de la sonde avec les mêmes médicaments et au moyen d'un cathéter Medici du plus petit calibre ou encore d'une seringue munie de très-long bout et mince; faire ensuite suivre le liquide avec des pressions méthodiques exercées avec le pouce le long de la verge, jusqu'à ce que l'urèthre soit bien propre. Il faut changer le cathéter tous les 3 jours, et même toutes les fois s'il est possible, en bien observant de ne pas engager son pavillon dans l'orifice de l'abcès.

150 Prostatorrhée. — Inflammation chronique ou subaiguë de la prostate avec une abondante sécrétion de mucus et mucopus dudit organe dans la vessie et l'urèthre. (Guérissable.)

TRAITEMENT : 100 gr. de liquide sédatif n° 1 en injections dans l'urèthre sans entrer dans la vessie et changeant le liquide chaque minute ; après quelques jours de médications et lorsque l'écoulement uréthral est moins abondant, on fait pénétrer 30 gr. de liquide sédatif dans la vessie en augmentant de 10 gr. par jour jusqu'à 250 gr., et passant du n° 1 progressivement au 10, du 11 progressivement au 20 résolutif, si quelque trace calcaire existe on passera au liquide désagrégatif n° 21 progressivement au 30 ; on retournera ensuite au n° 10 sédatif en diminuant les n°s jusqu'au n° 6 sédatif ; en cas d'affaiblissement de la vessie, on aura recours au liquide tonique n° 31 jusqu'au 40, en ajoutant 1 à 10 gouttes de teinture antiseptique du n° 50.

151 Phlegmasie à la prostate. — Engorgement d'humeurs phlegmatiques à la prostate même. (Guérissable.)

TRAITEMENT : 50 gr. de liquide sédatif n° 1 par injections en augmentant de 10 gr. par jour jusqu'à 250 gr., du n° 1 sédatif on passera au n° 10 et du 11 résolutif on passera progressivement au n° 20 ; si quelque complication existe, voir au traitement.

152 Spermatorrhée. — Emission involontaire du sperme qui s'élimine dans la mixtion de l'urine à toute heure. Toujours occasionnée par une légère inflammation de la vessie, de la prostate et des canaux séminaux. (Guérissable.)

TRAITEMENT : 60 gr. de liquide sédatif n° 1 par injections dans l'urèthre, en augmentant de 10 gr. par jour jusqu'à 250 gr., et du n° 1 on passera au n° 10 sédatif pour passer ensuite du n° 11 au 20 résolutif. Si les urines ne sont pas bien claires, et que le sperme continue à s'écouler involontairement, on cherchera la complication, et on verra l'article pour le traitement.

MALADIES DES VÉSICULES SEMINALES

153 Inflammation aiguë des vésicules séminales. — (Guérissable quand elle n'est pas occasionnée par l'usage d'aphrodisiaques vénéneux.)

TRAITEMENT : Injections dans l'urèthre et dans la vessie avec 100 gr. de liquide sédatif n° 1, en répétant la médication le soir; pratiquer en même temps la même médication par le rectum en se servant du cathéter Medici; on augmentera de 10 gr. par jour jusqu'à 250 gr. par la vessie et 250 par le rectum, en passant du n° 1 au n° 10; on appliquera des compresses sur le bas-ventre, les testicules et au périnée trempées du liquide sédatif n° 10; en cas de complication, voir à l'article pour le traitement.

MALADIES DES CANAUX SEMINAUX

154 Inflammation aiguë des tubes spermatiques. — (Guérissable.)

TRAITEMENT : 50 gr. de liquide sédatif n° 1 par injections dans l'urèthre matin et soir en augmentant de 10 gr. par jour jusqu'à 250 gr.; du n° 1 on passera au 10 et du n° 11 résolutif progressivement au n° 20; se rapporter au traitement des complications.

155 Rétrécissement des tubes séminaux. — Impossibilité ou difficulté de l'émission spermatique. (Guérissable lorsque les rétrécissements sont spasmodiques ou inflammatoires, et non guérissable s'ils sont produits par des cicatrices.)

TRAITEMENT : 50 gr. de liquide sédatif n° 1 par injections dans la vessie, en augmentant de 10 gr. chaque jour jusqu'à 250 gr.; du n° 1 sédatif on passera au n° 10, et du n° 11 résolutif on passera au n° 20 ; application de compresses au périnée avec le liquide sédatif n° 10. En cas de complications, voir l'article.

156 **Spermolythe.** — Calculs des voies spermatiques, des vésicules séminales en particulier. (Guérison difficile.)

TRAITEMENT : 50 gr. de liquide sédatif n° 1 par injections dans la vessie, en augmentant de 5 gr. par jour jusqu'à 200 gr.; du n° 1 on ira au n° 10, et du n° 11 progressivement au n° 20. Lorsqu'il n'y aura plus d'inflammation à la prostate, on pourra user de coït pour tenter de chasser le calcul par l'émission spermatique.

MALADIES DE L'URÈTHRE

157 **Ankilurethrie.** — Rétrécissement par adhérence des parois de l'urèthre qui forme un seul obstacle de presque toute la longueur dudit canal. (Exige un long traitement, mais on obtient la guérison radicale.)

TRAITEMENT : 20 gr. de liquide sédatif n° 1 par injections dans l'urèthre en augmentant de 5 gr. par jour jusqu'à 250 gr.; du n° 1 on ira progressivement au 10, du n° 11 progressivement au 20 résolutif. Frictions sur le trajet de l'urèthre avec la teinture antiseptique n° 46 et passer aux n°s 47, 48, 49, 50. Bien explorer s'il n'existe pas de complication séreuse ; dans ce cas on verra l'article pour le traitement.

N. B. — Le long de l'urèthre on rencontre plusieurs engorgements en forme de chapelet qui ont une tendance à l'ossification (conséquences de syphilis de Hunter ou syphilis huntérienne).

158 Blennorrhagie. Inflammation aiguë de la muqueuse de l'urèthre et dans quelques cas de la vessie, occasionnée par un coït impur. (Guérissable, mais l'auteur de ce travail n'a jamais voulu traiter cette espèce de maladie.)

159 Blennorrhée. — Inflammation subaiguë de la membrane muqueuse de l'urèthre par suite d'un coït impur. (Guérissable, mais n'est pas traitée par l'auteur de ce travail.)

160 Urétroblennorrhée.— Ecoulement très-abondant de mucus ou mucopus par l'urèthre sans ou avec cause vénérienne. (Guérissable.)

TRAITEMENT : 50 gr. de liquide sédatif n° 1 par injections dans l'urèthre tous les jours. Lorsque l'écoulement aura diminué, on introduira dans la vessie 30 gr. du même liquide tous les matins. On passera ensuite du sédatif n° 1 au n° 10 progressivement. On pratiquera en même temps matin et soir des frictions sur l'urèthre avec la teinture antiseptique n° 46, jusqu'à guérison complète. Ne pas oublier d'analyser les urines, et si on trouve des complications, se rapporter à l'article pour le traitement.

161 Utrétrolythiase. — Concrétions calcaires qui se trouvent dans l'urèthre, et presque toujours dans les lacunes de Morgagni, dans les orifices fistuleux et derrière les obstacles organiques ou des cicatrices. (Guérissable.)

TRAITEMENT : Pratiquer des injections dans l'urèthre avec le liquide sédatif n° 1, 50 gr. tous les matins en augmentant de 10 gr. par jour jusqu'à 250 gr.; du n° 1 on passera progressivement au n° 10, du 11 on passera progressivement au 20 résolutif, pour passer au 21 désagrégatif jusqu'au n° 30. On analysera les urines; et si on trouve des complications, on verra l'article spécial pour le traitement.

162 Obstacles organiques dans l'urèthre.— Ces obstacles sont occasionnés par des cicatrices ou par des excroissances charnues. (Guérissable.)

TRAITEMENT : Injections matin et soir dans l'urèthre avec le liquide sédatif n° 1 ; on commencera par 50 gr., et on augmentera de 10 gr. chaque jour jusqu'à 200 gr.; du n° 1 on passera progressivement au n° 10. Dès que l'inflammation sera combattue, on se servira du traitement résolutif n° 11 au n° 20 progressivement; tous les jours on trempera un cathéter à l'anglaise dans la teinture antiseptique n° 45 et on le portera sur le point de l'obstacle. On fera des frictions extérieures sur l'urèthre à l'endroit des obstacles avec la teinture antiseptique du n° 50.

163 Conrctation de l'urèthre. — Rétrécissement qui se produit à l'improviste sur un ou plusieurs points de l'urèthre. Il donne lieu à la rétention complète de l'urine, et il est toujours produit par la présence d'un corps étranger dans la vessie, comme catarrhe, fungosités, calculs, etc.

TRAITEMENT : Injections tous les jours avec 50 gr. de liquide sédatif n° 1 à 36° centigrades ; on augmentera de 10 gr. par jour jusqu'à 250 gr., en passant du n° 1 au n° 10. Il est prudent de chercher la cause de la maladie et la combattre. (Voir son art.) On aura soin d'injecter avec beaucoup de prudence et de douceur pour éviter le danger de la reproduction de l'obstacle spasmodique; si le cas se présente, avoir soin de ne pas exercer une grande pression.

164 Cytoblaste. — Obstacle de nature fungueuse et granuleuse à l'urèthre. (Guérissable.)

TRAITEMENT : 50 gr. de liquide sédatif n° 1 en injections dans l'urèthre, matin et soir, augmenter de 10 gr. par jour jusqu'à 250 gr., du n° 1 au 10, et du 11 au 20 résolutif. S'il y a des complications, voir l'article spécial.

165 Fausse route. — Obstacle produit par des cicatrices, presque toujours compliqué de fistule aveugle à l'urèthre, occasionné par un cathétérisme malheureux. (Demande un long traitement, mais guérissable.)

TRAITEMENT : Pratiquer des injections tous les matins dans l'urèthre avec 50 gr. de liquide sédatif n° 1 jusqu'à

250 gr. en augmentant de 10 gr. par jour, du n° 1 en passant au n° 10, et du n° 11 résolutif jusqu'au n° 20. Lorsque toute inflammation aura disparu, on fera le courant gradué avec l'appareil à pression atmosphérique, en augmentant d'une ligne par jour jusqu'au n° 30. Porter des gouttes de teinture antiseptique sur l'obstacle ou la fausse route ; se servir du n° 46. Frictionner les parties extérieures avec la teinture antiseptique n° 50.

166 Obstacles fibreux à l'urèthre. — Obstacles organiques proprement dits. (Guérissable.)

TRAITEMENT : 50 gr. de liquide sédatif n° 1 en injections tous les jours en augmentant de 10 gr. chaque jour ; du n° 1 on passera au n° 10, et du n° 11 au n° 20 résolutif progressivement. Dès que toute inflammation aura disparu, on pratiquera des irrigations avec l'appareil à pression atmosphérique en augmentant d'une ligne par jour. On portera en même temps quelques gouttes de teinture antiseptique n° 46 sur l'obstacle, et on frictionnera extérieurement avec la teinture antiseptique n° 50.

167 Hypersarcose à l'urèthre. — Obstacle charnu qui se développe rapidement sur les plaies ou sur les fistules aveugles dudit canal. (Guérissable.)

TRAITEMENT : Injections tous les jours dans l'urèthre avec 50 gr. de liquide sédatif n° 1 en augmentant de 10 gr. chaque jour ; passer du n° 1 au n° 10, et du n° 11 résolutif au 20. Quand toute inflammation aura disparu, on fera le même traitement qui est indiqué à l'article précédent.

168 Hémorrhagie. — Hémorrhagie très lente avec rétrécissement spasmodique à l'urèthre. (Guérissable.)

TRAITEMENT : Injections du liquide sédatif n° 1 tous les jours en augmentant de 10 gr. chaque jour jusqu'à 250 gr., du n° 1 au 10 seulement; si l'on rencontre des complications d'une ou plusieurs maladies, voir l'article spécial.

169 Kyste à l'urèthre. — Obstacle fungueux audit organe. (Guérissable.)

TRAITEMENT : 50 gr. de liquide sédatif n° 1 en injections dans l'urèthre tous les jours; augmenter de 15 gr. chaque jour jusqu'à 250 gr., et passer du n° 1 au n° 10, et du n° 11 progressivement au 20 résolutif. Dès que l'inflammation sera combattue, on portera quelques gouttes de teinture antiseptique n° 50 sur le point de l'obstacle, et on frictionnera extérieurement le même point avec la même teinture. Analyser les urines et, dans le cas de complication, voir l'article.

170 Obstacles congestifs à l'urèthre. — Occasionnés par une cause traumatique (coups de pied, etc.,) qui donne lieu à une congestion sanguine à l'urèthre, accompagnée d'une rétention complète ou incomplète de l'urine. (Guérissable.)

TRAITEMENT : Injections avec le liquide sédatif n° 1 jusqu'à ce qu'on ait vaincu tout obstacle, et sans exercer trop de pression. Dans ce cas il se présente presque toujours une légère hémorrhagie uréthrale ; lorsqu'elle est légère, elle aide à vider l'organe et il est prudent de l'entretenir au moyen d'injections tièdes, plutôt que de la supprimer. On appliquera en même temps 6 à 10 sangsues sur le point le plus malade. Lorsque l'hémorrhagie est trop forte et que la vie est en danger, il faut pratiquer des injections avec le liquide sédatif n° 6 refroidi dans la glace ou dans la neige. Appliquer des compresses froides avec le liquide sédatif n° 10; faire veiller le malade de crainte de récidive ; recommander de tousser ou d'éternuer avec beaucoup de retenue. Dans le cas de rétention complète de l'urine occasionnée par la paralysie de la vessie, placer un cathéter à la Nélaton jusqu'à la disparition des phénomènes les plus dangereux.

171 Obstacle spasmodique et quotidien à l'urèthre compliqué de fièvre intermittente. — Obstacle provenant d'un corps étranger dans la vessie qui donne lieu à la fièvre périodique et à la même heure, et qui peut durer de 3 à 6 heures avec la rétention complète de l'urine. (Guérissable.)

TRAITEMENT : Il est nécessaire de faire la médication dans la première demi-heure de la fièvre et la faire avec beaucoup de douceur; on se servira du liquide sédatif n° 3 pour commencer. Dès que l'obstacle sera vaincu, la fièvre aura une tendance à se résoudre. Il ne faut pas introduire plus de 20 gr. de liquide dans la vessie. On continuera la médication tous les jours à la même heure, en augmentant de 10 gr. par jour jusqu'à 250 gr. du n° 3 au n° 10, et du n° 11 au n° 20 résolutif. Chercher la cause ou le corps étranger; s'y reporter pour le traitement radical.

172 **Tubercules à l'urèthre**. — Obstacles qui se forment entre la muqueuse et la membrane de l'urèthre et qui se transforment en petits abcès donnant lieu à des fistules uréthrales. (Guérissable.)

TRAITEMENT : Injections sédatives du n° 1 chaque jour, en augmentant de 10 gr. tous les jours jusqu'à 250 gr.; du n° 1 on passera au n° 10, et du n° 11 résolutif au n° 20 progressivement. Frictions sur l'urèthre avec la teinture antiseptique n° 46, et passer jusqu'au n° 50. Analyser les urines et, s'il y a complication, voir le cas.

173 **Obstacle spasmodique ou inflammation de l'urèthre**. — Occasionné par l'ulcération et la granulation de la muqueuse dudit organe. (Guérissable.)

TRAITEMENT : Pratiquer de très-légères injections dans l'urèthre avec le liquide sédatif n° 1 toutes les deux heures et chaque fois que le malade aura besoin d'uriner. Dans le cas où il y aurait rétention complète d'urine, on répèterait la médication jusqu'à ce qu'on ait vaincu l'obstacle. On variera le n° du médicament tous les trois jours. On appliquera sur la partie malade des compresses imbibées dans le liquide sédatif du n° 6 au n° 10 progressivement. Lorsque toute inflammation aura cessé, on frictionnera les mêmes parties avec la teinture antiseptique n° 46. Explorer pour les complications et se rapporter au traitement.

174 Uréthralgie. — Rétrécissement spasmodique de l'urèthre avec douleur très-aiguë et sans inflammation. (Guérissable.)

TRAITEMENT : Injections avec 50 gr. de liquide sédatif n° 1 dans l'urèthre et, une heure après, 50 gr. du résolutif n° 11. Aussitôt que les souffrances seront vaincues, on recherchera la cause de la maladie et on se rapportera à son article.

175 Uréthrite. — Inflammation aiguë à l'urèthre qui peut se produire sans cause vénérienne. (Guérissable.)

TRAITEMENT : Toutes les trois heures injections dans l'urèthre avec 50 gr. de liquide sédatif n° 1 et progressivement au n° 10. Analyser les urines et, s'il y a engorgement de la prostate, voir à son article.

176 Crampe à l'urèthre. — Sensation spasmodique plus ou moins prononcée à l'instant de la mixtion de l'urine et qui peut donner lieu à la rétention complète. (Ce phénomène se présente quand on a retenu longtemps l'urine et il est toujours le symptôme d'une maladie vésicale.)

TRAITEMENT : Explorer pour en connaître la cause et voir son article.

177 Urèthre calleux sans obstacle proprement dit. — Symptôme de syphilis à l'état secondaire ou tertiaire. (Guérissable.)

TRAITEMENT : Injections tous les jours dans l'urèthre avec 50 gr. de liquide sédatif n° 1 et augmenter de 10 gr. chaque jour jusqu'à 250 gr.; du n° 1 on passera au n° 10, du n° 11 résolutif au n° 20, et du n° 21 désagrégatif au n° 30; s'il y a faiblesse vésicale, du 31 on passera au n° 40 tonique et on fera des frictions dès le commencement du traitement avec la teinture antiseptique n° 50.

178 **Paraphimosis**. — Obstacle à l'urèthre, occasionné par la contraction inflammatoire ou spasmodique du prépuce sur l'urèthre et renversé sur le pénis. (Guérissable.)

TRAITEMENT : Introduire dans les plis du prépuce de l'huile de ricin pour tenter la réduction. Quand elle sera obtenue, on appliquera des compresses avec le liquide sédatif n° 10; s'il y a complication, on aura recours à l'article spécial.

179 **Phimosis**. — Obstacles à l'urèthre occasionnés par le rétrécissement du prépuce, qui peut l'être au point de rendre le jet urinaire de la grosseur d'un fil de soie. (Guérissable.)

TRAITEMENT : Combattre l'inflammation avec injections du liquide sédatif n° 1 tous les jours; tremper une soie de sanglier dans la teinture antiseptique n° 50, la porter dans l'orifice et l'approfondir très-doucement. Une fois l'inflammation combattue, on appliquera la pâte de Vienne (gros comme une épingle) préparée avec la même teinture; on aura soin de faire uriner le malade après un moment, afin d'arrêter l'action caustique. Répéter cette médication chaque jour; s'il n'y a pas d'inflammation, exercez-le avec précaution pour découvrir le gland et rompre les adhérences, afin de rendre le jet libre. Analyser les urines et, si elles ne sont pas bien claires, voir l'article spécial. (Cette affection est toujours accompagnée de catarrhe vésical.)

180 **Fistule uréthrale**. — Plaie qui traverse l'urèthre et par conséquent l'urine la traverse. (Guérissable moyennant un long traitement.)

TRAITEMENT : Pratiquer des injections tous les jours avec le liquide sédatif n° 1; on commencera par 50 gr. et on augmentera de 10 gr. tous les jours jusqu'à 250 gr., en passant du n° 1 au 10; chercher la cause de la maladie, et se rapporter à son article. Dans ce cas il y a presque toujours réaction, alors il est prudent de rester stationnaire tant pour le n° que pour la quantité. Lorsque l'urèthre sera libre de toute inflammation, d'obstacles et d'engorgement de la prostate, on se servira d'un cathéter à la Nélaton chaque fois qu'on urinera, ou mieux encore on le fixera à permanence pour préserver la fistule de l'urine. On fera tous les jours des injections dans l'orifice extérieur de la fistule avec 5 gouttes de teinture antiseptique contre les fistules dans 20 gr. de liquide sédatif n° 1, en augmentant d'une goutte par jour jusqu'à 30 gouttes si le malade les supporte.

181 **Fistule uréthro-annale.** — Sinus fistuleux qui communique de l'urèthre à l'anus et qui est toujours la conséquence d'un cathétérisme malheureux. (Guérissable.)

Traitement : Le même que le précédent. (Pour l'urèthre et pour la fistule uréthrale, voyez Fistule à l'anus.) Explorer le trajet fistuleux, et pratiquer une incision à moitié de la longueur pour faciliter les injections avec la teinture antiseptique contre les fistules.

182 **Perforation de l'urèthre.** — Destruction des tissus sur un ou plusieurs points et formant fistule, occasionnée par une application trop prolongée d'un caustique. (Cas très-difficile à guérir.)

183 **Hémathurie uréthrale.** — Perte de sang par l'urèthre. (Guérissable dans les cas non graves.)

Traitement : 2 fois par jour injections froides avec le liquide sédatif n° 1, augmenter de 10 gr. par jour jusqu'à 250 gr., et progressivement du n° 1 au n° 10. Dans les cas graves et que l'hémorrhagie est très-abondante, il faudra faire des injections froides avec le liquide sédatif n° 5, et les répéter fréquemment. On appliquera des compresses imbibées du même liquide au périnée et à l'abdomen (compresses glacées). Bien explorer la maladie et, s'il y a des complications, voir l'article correspondant.

184 **Blessure à l'urèthre.** — Occasionnée par une arme blanche ou par une arme à feu. (Guérissable.)

Traitement : Injections plusieurs fois par jour avec le liquide sédatif n° 1, et progressivement du n° 1 au 10, et au résolutif du n° 11 au 20 ; panser la plaie extérieure avec le liquide sédatif n° 5, et ajouter dans chaque 100 gr. de ce liquide une goutte de teinture n° 50, en augmentant d'une goutte jusqu'à 10. On pourra pratiquer avec ce liquide des injections dans l'urèthre, et placer un cathéter à la Nélaton pour préserver la blessure de l'urine, et pour maintenir en même temps le calibre de l'urèthre dans les cas d'obstacle par cicatrice. Voyez le cas pour le traitement.

185 **Uréthrorrhée.** — Ecoulement très-ténu de l'urèthre. (Guérissable.)

TRAITEMENT : Injections matin et soir avec le liquide sédatif du n° 1 au 10 ; chercher la cause et s'y reporter pour le traitement. (Très-facile à guérir.)

MALADIES DU PÉNIS.

186 **Acrobystiolithe.** — (Calcul préputial.) — Calcul qui se forme entre le prépuce et le gland dans quelques cas de phimosis. (Guérissable.)

TRAITEMENT : Injections plusieurs fois par jour dans l'urèthre avec le liquide sédatif n° 5 pendant 8 jours et passer ensuite aux n° 7, 9 et 10. S'il y a suppuration, on fera le traitement résolutif des n° 11, 13, 17 et 20. Aussitôt que l'inflammation aura disparu, on passera au traitement désagrégatif des n° 21, 23, 25, 27, 29 et 30, en s'arrêtant à ce dernier n° jusqu'à la complète désagrégation. On pratiquera de légères pressions pour tâcher de fracturer cette concrétion à forme d'anneau.

Quant au phimosis, se reporter à son article pour le traitement ; s'il y a complication, voir l'article spécial.

187 **Œdème du pénis.** — Inflammation de cet organe avec ou sans infiltration séreuse sans inflammation. (Guérissable.)

TRAITEMENT : Injections dans l'urèthre avec le liquide sédatif du n° 1 au n° 5. Appliquer des compresses avec le liquide sédatif n° 6 et n° 10, en répétant cette médication toutes les heures. Chercher la cause de la maladie et se reporter à son article.

188 **Balanite.**— Inflammation du gland avec congestion et ulcération qui se propage au prépuce. (Guérissable.)

TRAITEMENT : Applications de compresses trempées dans la teinture antiseptique n° 41, et explorer pour trouver la cause, presque toujours interne, de la maladie, comme uréthrite, prostatite, catarrhe vésical, etc.

189 **Coarctation du prépuce.** — Rétrécissement non complet dudit organe sur le gland. (Guérissable.)

TRAITEMENT : Voyez l'article Phimosis.

190 **Condylome.** — Excroissance fungueuse et ulcère végétatif sur le pénis. (Guérissable.)

TRAITEMENT : Appliquer des compresses imbibées du liquide sédatif n° 10, en touchant les ulcères 2 fois par jour avec la teinture antiseptique n° 50 ; faire tomber l'escarre au moyen d'une petite pince. Cette maladie est presque toujours chronique et compliquée de catarrhe vésical, hypertrophie de la prostate, rétrécissement de l'urèthre, etc.; voir pour le traitement l'article correspondant.

191 **Anaspadie ou Epispadiase.** — Défaut de conformation (cas très-rare). L'ouverture de l'urèthre se trouve sur le dos du pénis. On peut faire un urèthre artificiel par autoplastie.

192 **Hypospadiase.** — Vice de conformation du pénis. Ouverture de l'urèthre à la région inférieure dudit organe, plus ou moins rapprochée du scrotum.

TRAITEMENT : Comme l'article précédent.

193 **Gangrène du pénis.** — Mortification locale qui peut envahir tout l'organisme en peu d'heures. (Guérissable dans les cas de cause locale, et non guérissable lorsque le mal est symptomatique et provenant d'une cause profonde.)

TRAITEMENT : Applications de compresses trempées dans la teinture antiseptique n° 40, en changeant chaque heure jusqu'au n° 50. Continuer ce dernier n° jusqu'à cessation de la souffrance et que l'escarre soit tombée. On mettra en même temps des compresses sur tout le pénis avec le tonique n° 40. Quand l'organe sera dépouillé de l'escarre et qu'il sera trop sensible à l'action des médicaments, on se servira de la teinture antiseptique n° 40, et du liquide sédatif n° 10 sur toute la longueur du pénis. Chercher la cause et se rapporter à l'article.

194 **Posthite.** — Inflammation du prépuce. (Guérissable.)

TRAITEMENT : Bains locaux avec le liquide sédatif n° 10 ; s'il existe des ulcérations on se servira du n° 5 sédatif, et successivement au n° 10. Chercher s'il n'y a pas des complications et voir l'article.

195 **Priapisme.** — Erection anormale du pénis, toujours conséquence d'une inflammation au col de la vessie, de l'urèthre, etc. Dans l'état aigu, la cause est presque toujours le résultat de l'usage d'aphrodisiaques. Dans ce cas il y a des pollutions très-fréquentes accompagnées de sang mêlé au sperme avec rétention complète de l'urine suivie de délire. Cette maladie peut donner la mort en peu d'heures. (Guérissable.)

TRAITEMENT : Employer le liquide sédatif n° 1 en injections, et répéter la médication jusqu'à ce qu'on ait obtenu l'émission de l'urine. Application de sangsues au périnée ; bains tièdes et les refroidir graduellement ; compresses glacées avec le liquide sédatif n° 10 sur les testicules, le périnée et le bas-ventre. Dans les cas de rétention complète ou de paralysie de la vessie, on aura recours au cathétérisme. Chercher la cause ; se reporter pour le traitement radical à l'article spécial.

196 **Priapite.** — Inflammation du pénis accompagnée quelquefois de nodosités. (Guérissable.)

TRAITEMENT : Appliquer des compresses imbibées du liquide sédatif n° 10, additionné de quelques gouttes de teinture antiseptique n° 41. Chercher la cause et voir l'article.

197 **Satyriasis**. — Avidité insatiable pour le coït, produite toujours par une légère inflammation du col de la vessie ou par l'hypertrophie de la prostate. (Guérissable.)

TRAITEMENT : Se rapporter pour la maladie qui en est la cause.

198 **Ulcère syphilitique ou Chancre**. — Plaie vénéneuse audit organe. (Guérissable.)

TRAITEMENT : On touche les plaies avec la teinture antiseptique n° 41. On applique des compresses saturées du liquide sédatif n° 10. Dès que l'escarre est tombée, on fait des compresses du liquide sédatif n° 10 additionné de quelques gouttes de teinture antiseptique n° 41 ; réitérer cette médication deux fois par jour. (Cette maladie n'est pas traitée dans le cabinet de l'auteur.)

MALADIES DE L'AISNE.

199 **Bubon syphilitique**. — Tumeur syphilitique inflammatoire avec suppuration d'une ou plusieurs glandes inguinales. (N'est pas traitée par l'auteur, qui conseille de laisser s'établir la suppuration et de ne jamais chercher à faire fondre les bubons.)

200 **Ganglite inguinale**. — Engorgement des ganglions lymphatiques de l'aisne qui peut se produire sans cause syphilitique. (Guérissable.)

TRAITEMENT : Dans l'état aigu badigeonner, toutes les six heures, les bubons avec la teinture antiseptique n° 41 progressivement au n° 50, jusqu'à réduction des grosseurs. Dans l'état chronique, on ne se servira que de la teinture n° 50.

201 Lymphangite. — Inflammation et engorgement avec ou sans suppuration du réseau lymphatique de la région hypogastrique. (Guérissable.)

TRAITEMENT : Dans l'état aigu d'inflammation on passe sur l'engorgement un pinceau imbibé de la teinture antiseptique n° 41 et des compresses imbibées du liquide sédatif n° 10, en passant pour la teinture du n° 41 au 50. Dans l'état chronique on y passe simplement la teinture n° 50. Dans les cas de suppuration, avec le liquide sédatif n° 1 additionné de teinture antiseptique n° 41 on pratiquera des injections ; dans 100 gr. de liquide sédatif on mettra d'abord une goutte jusqu'à 10 progressivement. Dans le cas de décollement de la peau on additionnera la teinture n° 50, et on fera un bandage à compression graduelle jusqu'à la cicatrisation.

202 Fistule à l'aisne. — Plaie profonde avec trajet fistuleux à ladite région. (Guérissable.)

TRAITEMENT : Injections plusieurs fois par jour avec le liquide sédatif n° 1, et progressivement au n° 10 jusqu'à la fin de l'inflammation et de l'abondance du pus. Ensuite on additionnera une goutte de teinture antiseptique n° 50 à 100 gr. de liquide sédatif, et progressivement jusqu'à 10 gouttes. Si on n'obtient pas la cicatrisation avec ce traitement, on remplacera la teinture antiseptique par celle contre les fistules. Bandages à pression graduée pour faciliter l'adhérence des tissus.

MALADIES DES TESTICULES ET DU SCROTUM.

203 Androme. — Pseudo-sarcocèle occasionné par l'éléphantiasis des Arabes. (Guérissable.)

TRAITEMENT : Passer sur l'engorgement de la teinture antiseptique n° 50, et appliquer des compresses imbibées de liquide sédatif n° 10 jusqu'à la résolution. Dans les cas de suppuration, injecter dans le scrotum 50 gr. de liquide sédatif tiède, et le faire sortir à la moindre souffrance (environ 5 minutes). Augmenter de 5 grammes par jour jusqu'à la capacité de l'organe et changer de n° progressivement au n° 10 en proportion de la sensibilité. Placer une éponge préparée dans l'orifice afin de le tenir dilaté jusqu'à la résolution complète.

204 **Anorchide.** — Absence de testicules. — Défaut de conformation congénitale : par conséquent non guérissable.

205 **Monorchide.** — Présence d'un seul testicule dans le scrotum. — Défaut de conformation congénitale. (Non guérissable.)

206 **Kyste au scrotum.** — Tumeur fungueuse audit organe qui a quelquefois des adhérences avec le testicule. (Guérissable.)

TRAITEMENT : Passer sur le kyste un pinceau mouillé de la teinture antiseptique n° 41 et des compresses saturées du liquide résolutif n° 11, et successivement pour la teinture du n° 41 au n° 50, et pour le résolutif du n° 11 au n° 20 jusqu'à résolution ou suppuration. Dans ce dernier cas, pratiquer une incision et injecter avec le liquide sédatif n° 1 20 gr. matin et soir. Augmenter la quantité du liquide selon la sensibilité de l'organe ; tenir l'orifice dilaté au moyen d'une éponge préparée ; continuer les applications extérieures jusqu'à guérison.

207 **Orchialgie.** — Névralgie idiopathique, symptomatique ou sympathique. Douleur aiguë au testicule. On peut appliquer des compresses avec du liquide sédatif n° 10 glacées, mais il faut chercher la cause et voir l'article. (Guérissable.)

208 **Orchiocèle.** — Tumeur au testicule. (Guérissable.)

TRAITEMENT : Applications de compresses faites avec la teinture antiseptique n°ˢ 41, 42 et 43 et successivement au n° 56. Cette tumeur passe presque toujours par résolution. Dans le cas de suppuration, se reporter à l'article 158.

209 **Orchite.** — Inflammation aiguë avec engorgement d'un ou des deux testicules et du scrotum, accompagnée de douleurs très-aiguës. (Guérissable.)

TRAITEMENT : Cataplasmes de farine de lin arrosés avec le liquide sédatif n° 10, les changer chaque heure. Chercher la cause, qui presque toujours est la blennorrhagie, et voyez l'article. L'orchite chronique ou subaiguë est toujours le symptôme d'une maladie vésicale, prostatique ou uréthrale. Chercher la cause et voir son article.

210 **Pérididymite.** — Inflammation de la tunique albuginée du testicule. (Guérissable.)

TRAITEMENT : Appliquer des compresses imbibées de la teinture antiseptique n°ˢ 41, 43, 45, 46 et 50. Chercher la cause de la maladie et se reporter à l'article correspondant.

211 **Physocèle.** — Tumeur gazeuse du scrotum. (Guérissable.)

TRAITEMENT : Badigeonner la tumeur avec la teinture antiseptique n° 41, et progressivement au n° 50, et par-dessus des cataplasmes de sel marin sec chaque fois.

212 **Phygethlon.** — Inflammation lente avec hypertrophie du testicule. (Guérissable.)

TRAITEMENT : Passer la teinture antiseptique n° 45 jusqu'au n° 50. Analyser les urines et voir l'indication

213 **Pnéomatocèle vaginale.** — Emphysème. — Tumeur gazeuse qui dépend de la tunique vaginale. (Guérissable.)

TRAITEMENT : Application de teinture antiseptique n° 46 au n° 50. Analyser les urines et voir l'article dans le cas de complications.

214 **Sarcocèle.** — Tumeur encéphaloïde du testicule. (Guérissable.)

TRAITEMENT : Passer la teinture antiseptique n° 41 au 50. Chercher la cause et se rapporter à l'article.

215 **Sarcocèle squirrheux.** — Squirrhe compliqué de sarcocèle au testicule. (Guérissable.)

TRAITEMENT : Passer sur la tumeur la teinture antiseptique n° 50. Appliquer des compresses mouillées avec le liquide sédatif n° 20. Aussitôt que l'inflammation aura disparu on mettra des compresses trempées dans un mélange fait avec partie égale de teinture contre les fistules et teinture antiseptique.

216 Hydrocèle. — Tumeur aqueuse au scrotum. Il y en a de deux espèces : l'une par infiltration, et la seconde par effusion. Le premier cas est un œdème de l'organe, et le second cas est une concentration d'humeur séreuse dans le cordon spermatique et au testicule. (La guérison n'est pas certaine.)

TRAITEMENT : On passera le matin la teinture antiseptique n° 50, et des compresses trempées dans le tonique n° 40 ; le soir on mettra un cataplasme de sel marin qu'on gardera toute la nuit. On continuera ce traitement jusqu'à la guérison.

217 Squirrhocèle. — Tumeur squirrheuse au testicule. (Guérissable.)

TRAITEMENT : Matin et soir appliquer sur la tumeur de la teinture antiseptique n° 50 ; s'il y a suppuration, on appliquera la même teinture, mélangée avec égale partie de teinture contre les fistules. L'escarre une fois tombée on appliquera des compresses imbibées dans le tonique 40 additonné des teintures en quantité telle que le malade sente de la chaleur, mais pas de douleur vive.

218 Fistule au scrotum et aux testicules. — Plaie profonde qui traverse lesdits organes. (Guérissable.)

TRAITEMENT : Pratiquer des injections avec le liquide sédatif. Lorsqu'il n'y a qu'un seul orifice, on fait sortir le liquide par le même, en répétant les injections jusqu'à ce que les liquides soient clairs, et si l'on peut faire la médication 2 fois par jour, on passera du n° 1 au n° 10. L'inflammation disparue, on ajoutera une goutte jusqu'à 10 de teinture contre les fistules à 100 gr. de liquide sédatif.

Applications de compresses avec liquide résolutif du n°
11 au n° 20. Chercher la cause soit au col de la vessie,
soit à l'urèthre; voir l'article.

219 **Obstacle au canal déférent.** — Engorgement dudit organe sur un ou plusieurs points, produit par l'engorgement
de la prostate chez les tempéraments lymphatiques fort pro-
noncés. Donne lieu à l'impuissance et à la stérilité. (Guérissable.)

TRAITEMENT : Passer la teinture antiseptique n° 50 sur
le cordon déférent et le testicule, appliquer des compresses
avec le tonique n° 40. Injections dans l'urèthre ou dans
la vessie, selon la cause.

MALADIES DE L'UTERUS.

220 **Prolapsus.** — Abaissement de l'utérus dans le vagin. (Peut
se réduire, mais pas toujours complétement.)

TRAITEMENT : Introduire le spéculum à la Furcusson
dans la vulve en ayant soin d'employer un n° propice au
calibre de la vulve et du vagin. On fera coucher la malade
sur le dos, avec une lampe allumée de façon à porter la
lumière sur le point malade ; de la main gauche on fixera
le spéculum afin que les plis du vagin ne couvrent pas
l'orifice de la matrice. On versera du liquide sédatif n° 5
jusqu'à la moitié du spéculum, qui doit être tenu incliné
du haut en bas. On formera le vide dans l'appareil à pression atmosphérique et absorbante Medici, et on portera
l'orifice de la cannule tout près de l'utérus ; on diminuera
la contractilité de la main et le liquide montera dans l'appareil, lequel liquide sera projeté contre la matrice par une
contraction de la main. On continuera cette manœuvre
jusqu'à ce que le liquide soit chargé de mucosités; on l'ab-
sorbera alors une dernière fois pour le verser dans un

verre. Remettre une nouvelle quantité de liquide, et opérer de la même façon jusqu'à ce qu'on ait usé 250 gr. de liquide. Passer du n° 5 au 10 en négligeant les n°ˢ intermédiaires. Les premiers soins donnés, on placera un pessaire à air qui sera gardé constamment. S'il y a d'autres maladies, voir les articles.

221 Abcès à l'utérus. — Tumeur inflammatoire qui arrive à la suppuration et donne du pus mélangé de sang. (Guérissable.)

TRAITEMENT : Dans la période inflammatoire, faire des cataplasmes de farine de lin avec l'eau de sureau sur l'abdomen, les couvrir avec 5 gr. de pommade de belladone, et les changer toutes les 4 heures. Pratiquer localement des irrigations avec le résolutif tiède n° 11, successivement au n° 20, en manœuvrant l'appareil à pression avec beaucoup de ménagement pour ne pas irriter l'organe malade. On pourra laisser le spéculum en permanence avec le liquide dedans si la malade peut supporter cet instrument. Aussitôt qu'il y aura apparence de maturation de l'abcès, on pratiquera une incision pour éliminer le pus, ensuite on donnera des injections avec l'appareil à courant au moyen du liquide sédatif n° 1 et progressivement au n° 10. Ne pas s'étonner de la rétention d'urine qui se produit presque toujours dans ce cas. Après la guérison il est prudent que la malade reste longtemps sans avoir des rapports sexuels. Bien explorer si d'autres maladies ne viennent pas apporter des complications. Voir les articles.

222 Hypertrophie de l'utérus. — Augmentation de volume dudit organe accompagnée d'une légère inflammation. (Guérissable.)

TRAITEMENT : Injections matin et soir avec le résolutif n°ˢ 11, 15 et 20 (spéculum), frictions à la région des ovaires et sur le ventre avec la teinture antiseptique n° 41. Voir les articles en cas de complications.

223 **Stérilité**. — (Guérissable s'il n'y a pas défaut de conformation.) Se conformer pour le traitement à ce qui a été dit pour chaque cas.

224 **Aménorrhée**. — Absence de flux menstruel chez une femme qui a toutes les apparences d'être réglée. (Guérissable.)

    TRAITEMENT : Injections matin et soir avec 150 gr. de liquide résolutif n° 12, en passant aux n°ˢ 15, 17 et 20. L'inflammation aiguë ou subaiguë combattue, on trempera un pinceau dans la teinture n° 41 et on l'introduira très-légèrement dans l'orifice de la matrice. Frictions sur le ventre avec la teinture antiseptique n° 50. Voir les articles en cas de complications.

225 **Absence congénitale de l'utérus**. — Il n'est pas nécessaire de dire qu'on ne peut pas y remédier.

226 **Amniorrhée**. — Ecoulement du liquide de l'amnios qui donne lieu à une inflammation du vagin et à une vulvite avec granulation. (Guérissable.)

    TRAITEMENT : Injections répétées avec le liquide sédatif n°ˢ 3, 6, 8 et 10, et avec le résolutif des n°ˢ 12, 14, 16, 18 et 20.

227 **Antéflexion de l'utérus**. — Déviation en avant dudit organe, de manière que la partie supérieure s'appuie sur la vessie en formant une courbe plus ou moins prononcée. La portion inférieure ne se déplace pas beaucoup de sa position normale. (Non réductible.)

228 **Antéversion de l'utérus**. — Déviation de l'organe qui appuie fortement du fond sur la vessie et du col sur le rectum. (Non réductible.)

229 **Imperforation**. — On dit imperforation quand cet état est congénital; lorsqu'il est accidentel, on dit oblitération.

230 **Atrophie de l'utérus**. — Diminution de volume dudit organe. — Pour le traitement chercher la cause et voir l'article.

231 Blenno-métrite. — Catarrhe et inflammation aiguë à l'utérus. (Guérissable.)

TRAITEMENT : Injections toutes les 2 heures avec liquide sédatif n⁰ˢ 4, 6, 8 et 10 ; l'inflammation aiguë combattue, on traitera la maladie avec le liquide résolutif n⁰ˢ 12, 14, 16, 18 et 20, et on appliquera des compresses sur le ventre, trempées dans le liquide sédatif n⁰ 41, sur l'orifice de l'utérus, et on passera de ce n⁰ jusqu'au n⁰ 50 ; on se servira aussi de ce même n⁰ en frictions sur le ventre et les ovaires.

232 Cancer de l'utérus. — Tumeur maligne ulcérée qui détruit l'organe et donne la mort dans un espace de temps relativement court. (Guérissable.)

TRAITEMENT : Irrigations avec de l'eau et vin aromatique une demi-heure avant la médication. Injections avec le liquide sédatif n⁰ 3 deux fois par jour s'il est possible en passant aux n⁰ˢ 5, 7, 9 et 10, et ensuite aux n⁰ˢ 12, 14, 16, 18 et 20 résolutif. Après le résolutif on se servira du liquide désagrégatif n⁰ˢ 25 et 30, pour passer au liquide tonique n⁰ˢ 32, 34, 36, 38 et 40. On cherchera après les injections à détacher les escarres au moyen d'un pinceau un peu rude, en faisant cependant attention de ne pas donner lieu à une hémorrhagie. Lorsque l'inflammation aura diminué ou disparu, on portera un pinceau trempé dans la teinture antiseptique n⁰ˢ 41 et 50 sur le siége du mal, et au bout de 8 à 10 jours on mélangera la teinture n⁰ 50 avec partie égale de teinture contre les fistules. Dans les cas dangereux on peut même verser le liquide sur le mal sans crainte de produire une inflammation considérable. Tenir dans le vagin une mèche de charpie attachée à un fil qui dépassera la vulve. Lorsque l'escarre tombera, la soumettre au microscope pour s'assurer de l'espèce de tumeur. Continuer le traitement jusqu'après la guérison complète et dépurer le sang au moyen du sirop de salsepareille à la mannite de Medici. Faire des frictions sur le bas-ventre avec la teinture n° 50 pendant 6 mois au moins après la guérison.

233 Carcinocélle. — Tumeur cancéreuse dans l'utérus non encore en suppuration (Guérissable.)

TRAITEMENT : Irrigations 2 ou 3 fois par jour avec le liquide sédatif n° 5 ; toucher ensuite l'organe malade avec un pinceau trempé dans la teinture n° 41 ; laisser un tampon de charpie imbibé du même liquide sur le point malade ; passer ensuite aux n°s 10 sédatif, 13, 16 et 20 résolutifs, aux 25 et 30 désagrégatifs, 32, 34, 36 et 40 toniques, en ayant soin d'appliquer sur le siége du mal un peu de charpie imbibée de la teinture antiseptique n° 45, comme il est dit plus haut, et des frictions sur le ventre avec la teinture antiseptique n°s 46 et 50. Ensuite faire le traitement dépuratif comme au n° précédent.

234 Cancer au péritoine. (Incurable.)

235 Carcinome. — Tumeur cancéreuse et ulcérée de l'utérus. (Traitement comme au n° 184.)

236 Nymphomanie. — Désir irrésistible de relations sexuelles chez la femme, donnant lieu à des évanouissements et à des pertes d'humeur lubrifugue, lorsqu'elle n'est pas satisfaite ; elle présente les mêmes phénomènes que les pertes séminales chez l'homme. Cette maladie donne lieu à un affaiblissement général, à une digestion difficile, à l'anorexie, dénutrition et à la mort. La cause est toujours une inflammation et l'engorgement des glandes vulvaires, etc. (Guérissable.)

TRAITEMENT : Irrigations vaginales avec le liquide sédatif n°s 11, 13, 15, 17 et 20. Frictionner avec la teinture antiseptique n° 41, et toucher avec un pinceau imbibé de la même teinture la valve et le vagin, en commençant par le col de la matrice, et en retirant le spéculum ; suivre le vagin à mesure. S'il y a d'autres complications, voir aux articles correspectifs.

237 Rétention du placenta après accouchement ou avortement. (Guérissable.)

TRAITEMENT : Injections répétées avec le liquide sédatif n° 11, et aspirer autant que possible avec la poire en portant l'embouchure sur l'orifice de l'utérus. Dès qu'un lambeau se présentera, le saisir avec une pince à bec d'oie, et le tirer doucement. Dans les cas de complications avec hémorrhagie, on fera des injections avec le liquide sédatif n° 10 et des compresses sur le ventre avec un mélange composé d'un litre de sédatif n° 10, et un flacon de teinture n° 41.

238 Chlorose. — Absence de menstruation pour cause d'anémie. (Guérissable.)

TRAITEMENT : Pratiquer des injections vaginales avec le liquide résolutif n°s 12, 14, 16, 18 et 20, et avec le tonique n°s 32, 34, 36, 38 et 40. Frictionner le bas-ventre avec la teinture n° 49 et aller jusqu'au n° 50. Régime fortement tonique.

239 Coarctation à l'utérus. — Rétrécissement organique ou spasmodique de la cavité dudit organe. (Guérissable dans le second cas.)

TRAITEMENT : Irrigations vaginales avec le liquide sédatif n°s 4, 6, 8 et 10 ; passer au résolutif n°s 12, 14, 16, 18 et 20. Lorsqu'il n'y aura plus d'inflammation, on passera après chaque injection un pinceau sur l'orifice de l'utérus trempé dans la teinture n° 50 en le faisant toucher sur lui-même. Introduire une éponge préparée, attachée par un cordon, dans la cavité du col, et la laisser tant que la malade pourra la supporter, même d'un jour à l'autre.

240 Tumeur colloïde à la matrice. — Cancer gélatiniforme. (Guérissable.)

TRAITEMENT : On commencera d'abord par prendre une irrigation de propreté faite avec parties égales d'eau et vin aromatique ; une demi-heure après on pratiquera des injections sur l'organe avec le liquide sédatif n° 4 ; ensuite on passera aux nᵒˢ 7 et 10 ; on donnera 250 gr. chaque fois et 2 fois par jour. Les résolutifs nᵒˢ 14, 16 et 20 seront employés après et de la même manière. Quand l'inflammation sera partie, on touchera la tumeur avec la teinture nᵒ 46 en l'additionnant de quelques gouttes de teinture anti-fistuleuse. La tumeur tombée complétement, on se tiendra jusqu'à guérison radicale aux injections avec le résolutif nᵒ 20. Faire des frictions sur le ventre avec la teinture nᵒ 50.

241 Diastrophie accidentelle de l'utérus. — Déplacement de l'utérus par cause traumatique. (Guérissable au début.)

TRAITEMENT : Pratiquez la réduction ; injectez 4 fois par jour avec le liquide sédatif nᵒˢ 4, 5, 6, 7, 8, 9 et 10. S'il y a hémorrhagie, mélangez 2 flacons de teinture nᵒ 43 avec un litre de sédatif nᵒ 10 et servez-vous-en pour injections et tamponnement ; compresses de même liquide sur le ventre. Ne pas oublier de surveiller la vessie, car dans ce cas elle s'inflamme presque toujours.

242 Fistule à l'utérus. — Plaie profonde et caverneuse dudit organe. (Guérissable.)

TRAITEMENT : Injections sédatives nᵒ 1 matin et soir, en se servant de l'irrigateur à pression atmosphérique avec le tube simple ou à double courant, selon le cas. (V. à la Préface.) Du nᵒ 1 on passera aux nᵒˢ 10 sédatifs et résolutifs jusqu'aux nᵒˢ 20. Lorsque l'inflammation sera combattue, on ajoutera une goutte de teinture contre les fistules à 100 gr. de liquide résolutif, en arrivant au maximum de 10 gouttes. Si le liquide ainsi préparé est trop actif, on diminuera les gouttes de teinture. Frictions sur le ventre avec un gramme chaque fois de teinture antiseptique nᵒ 50. Continuer le traitement jusqu'à guérison complète.

243 Fungosité à l'utérus. — Plaie végétative de l'espèce fungueuse audit organe. (Guérissable.)

TRAITEMENT : Injections avec le liquide sédatif n°s 7 et 10; passer au résolutif n°s 14, 18 et 20 ; toucher la plaie, après toute inflammation combattue, avec la teinture antiseptique n° 46. Continuer jusqu'à la cicatrisation complète.

244 Monoxénie. — Remplacement de la menstruation par une hémorrhagie mensuelle ayant son siége dans d'autres organes que l'utérus. (Guérissable.) — (Voir l'article supplémentaire.)

245 Hystéralgie. — Douleurs vagues, plus ou moins vives, dans le siége utérin, sans inflammation. (Guérissable.)

TRAITEMENT : Injections avec le liquide sédatif n° 10; compresses sur le ventre avec le même. Passer un pinceau dans l'orifice trempé dans la teinture n° 50, et ensuite injections avec le liquide résolutif n°s 13, 16 et 20. S'il y a des complications, voir l'article.

246 Hystéricisme. — Légère attaque hystérique provenant de l'utérus. (Guérissable.)

TRAITEMENT : Irrigations avec le liquide sédatif n°s 4, 7 et 10; ensuite résolutif des n°s 14, 17 et 20. Après chaque irrigation, passer un pinceau sur l'orifice mouillé de la teinture antiseptique n° 50, jusqu'à guérison.

247 Hystérie. — Douleur nerveuse et intermittente à l'utérus. (Guérissable.)

TRAITEMENT : Injections vaginales avec le liquide résolutif n°s 11, 13, 15, 17 et 20. Passer un pinceau trempé dans la teinture antiseptique n°s 45, 46, 49 et 50. Si l'orifice est trop étroit, le dilater avec une éponge préparée. Surveiller la vessie et le méat.

248 Hytérite. — Inflammation aiguë de l'utérus avec ou sans douleur. (Guérissable.)

TRAITEMENT : Injections avec le liquide sédatif n°s 4, 6, 8 et 10. Compresses sur le ventre avec les mêmes liquides, si la malade peut les supporter, et tenir le spéculum en permanence. Employer les mêmes liquides comme bains à la matrice, en les changeant dès qu'ils sont échauffés et chargés de mucus. Grands bains ou bains de siége avec décoction de fleurs de sureau. La période aiguë passée, faire le traitement résolutif avec les nᵒˢ 12, 14, 16, 18 et 20. Après la convalescence, éviter les fréquents rapports sexuels.

249 **Hystéro-catalepsie.** — Attaques hystériques accompagnées de catalepsie. (Très-difficile à guérir.)

TRAITEMENT : Injections avec les nᵒˢ 3, 6, 10 sédatifs, 13, 17, 20 résolutifs et 31, 35 et 40 toniques. Toucher l'orifice de l'utérus avec un pinceau trempé dans la teinture antiseptique nᵒˢ 46 et 50. Frictions sur le ventre avec teinture nᵒ 50.

250 **Hystérocèle.** — Hernie de l'utérus, située à travers l'anneau inguinal, soit par le canal crural, ou par suite d'une éventration à travers la partie inférieure de la ligne blonde. (Non guérissable.) On peut y remédier en pratiquant des injections 2 fois par semaine avec le liquide sédatif nᵒ 10 mêlé avec le tonique nᵒ 40; placer un pessaire atmosphérique et le changer une fois par semaine.

251 **Hystéro-cystocèle.** — Hernie dans laquelle se trouvent l'utérus et la vessie urinaire. (Cas très-rare, non guérissable.) On peut y remédier en partie en faisant le même traitement qu'à l'article précédent. S'il y a rétention d'urine, essayer de faire uriner la malade couchée sur le dos, et s'il y a rétention complète, cathétériser au moins toutes les 6 heures avec un cathéter à la Nélaton, pour éviter de laisser trop dilater la vessie. On placera un cathéter en permanence à valvule externe. S'il existe un catarrhe vésical ou autres maladies, voir à leurs articles.

252 **Hystéro-épilepsie.** — Hystérie compliquée d'accidents épileptiques. (Guérison difficile.)

TRAITEMENT : Comme pour l'hystéro-catalepsie. (Voir le nᵒ 249.)

253 **Hystérolithe.** — Concrétion calcaire à l'orifice ou à la cavité de la matrice, compliquée de métrite aiguë ou

subaiguë et présentant les mêmes symptômes que le calcul vésical. (Cas très-rare, guérissable.)

TRAITEMENT : Injections avec le liquide sédatif nᵒˢ 2, 4, 6, 8 et 10 ; résolutif nᵒˢ 12, 14, 16, 18 et 20 ; désagrégatif nᵒˢ 22, 24, 26, 28 et 30. Bien faire attention de faire pénétrer dans la matrice une petite portion des cinq derniers nᵒˢ au moyen d'un pinceau imbibé du liquide remplissant le fond du spéculum, l'absorber immédiatement avec la poire afin d'éviter l'inflammation. Frictionner le ventre avec la teinture antiseptique nᵒ 50. Veiller sur la vessie. S'il y a catarrhe, voir l'article.

254 **Hystérolaxie.**—Obliquité de l'utérus. Défaut de conformation. (Irrémédiable.)

255 **Hystéromalacie.** — Ramollissement de l'utérus qui donne en abondance du mucus mélangé de sang.

TRAITEMENT : Injections vaginales avec le liquide sédatif nᵒˢ 3, 5, 7 et 10 ; avec le résolutif ensuite nᵒˢ 13, 15, 17 et 20 ; et le tonique nᵒˢ 33, 35, 37 et 40. A toutes les médications on fera en sorte d'introduire un peu de liquide dans la matrice, comme il est dit à l'article 253.

256 **Hystéromanie.** — Fureur utérine ; légère inflammation à l'utérus occasionnée par l'herpès. Stimule l'appétit vénérien. (Guérissable.)

TRAITEMENT : Irrigations avec le liquide sédatif nᵒ 1 au nᵒ 10, passer au résolutif nᵒ 11 et successivement au nᵒ 20. Toucher l'orifice de la matrice avec un pinceau imbibé dans la teinture nᵒˢ 41 et 50 alternativement. Bains de siége faits avec une décoction de paille de seigle. Frictions sur le ventre et la face interne des cuisses, avec la pommade stibiée, pour provoquer plusieurs éruptions. Veiller à la vessie, car, dans ce cas, il y a presque toujours catarrhe vésical. (Voir l'article.)

257 **Hystérophyse.**— Développement de l'utérus, occasionné par production de gaz, suite de fermentation du catarrhe utérin. Dans beaucoup de cas il supprime

la fonction menstruelle et présente tous les phénomènes de la grossesse, et en beaucoup d'autres, l'air s'échappe en détonnant comme c'est la coutume des gaz intestinaux. (Guérissable.)

TRAITEMENT : Injections vaginales avec le liquide sédatif nos 1, 3, 5, 7 et 10 ; résolutif nos 12, 14, 16, 18 et 20 ; désagrégatif nos 22, 24, 26, 28 et 30 ; tonique nos 31, 33, 35, 37 et 40. Après cessation de toute inflammation, introduire dans l'utérus un pinceau imbibé de la teinture antiseptique n° 41. Tâcher d'introduire un cathéter Medici. En cas de complications, voir l'article.

258 Hystéroptose. — Abaissement et renversement de l'utérus de façon que le fond se présente en bas derrière le vagin. (Non guérissable.)

TRAITEMENT : Matin et soir injections avec le liquide sédatif nos 4, 6, 8 et 10. Lorsque le vagin est en bon état on tente la réduction, en tenant le siége élevé. Frictionner le ventre avec la teinture antiseptique n° 50. Placer un pessaire à air et, s'il n'est pas suffisant, le remplacer par un autre à l'anglaise à forme d'échelle et en caoutchouc durci, les montants placés sur les côtés pour éviter qu'ils ne gênent la vessie ou le rectum. — Le nettoyer tous les huit jours.

259 Hystérorrhée. — Ecoulement muqueux provenant de la cavité de l'utérus avec légère hypertrophie dudit organe. (Guérissable.)

TRAITEMENT : Injection avec le liquide nos 5 et 10 sédatif, nos 13, 17 et 20 résolutif. Introduire dans la matrice un pinceau trempé dans la teinture antiseptique n° 41. Compresses sur le bas-ventre avec le liquide sédatif n° 10. — Dans ce cas il y a presque toujours un catarrhe vésical. (Voir l'article.)

260 Interutéroplacentaire. — Portion de la membrane muqueuse de l'utérus qui s'interpose entre le placenta, le tissu musculaire et les vaisseaux de la région inférieure de l'utérus. (Guérisable.)

TRAITEMENT : Injections avec le liquide sédatif nᵒˢ 1, 3, 5, 7 et 10, en répétant les injections toutes les deux heures jusqu'à cessation de toute inflammation. Traitement résolutif ensuite avec les nᵒˢ 12, 14, 16, 18 et 20 pour faire éliminer le catarrhe qui s'est produit dans l'utérus.

261 **Ménostasie.** — Rétention complète de menstruation. (Guérissable.)

TRAITEMENT : Pratiquer une incision cruriale si la cause vient de l'imperforation de l'hymen, et si en même temps il y a imperforation de la matrice, on en pratiquera aussi l'incision, mais assisté d'un ou de plusieurs médecins. Si la maladie ne provient que d'une inflammation ou d'une contractilité spasmodique du col de la matrice, on fera des injections tièdes avec le liquide sédatif nᵒˢ 4, 6, 8 et 10. Bains locaux avec le même liquide. Tenter la dilatation de l'orifice au moyen d'un cathéter à l'anglaise. — Bains de siége, cataplasme de farine de lin sur le ventre.

262 **Monogénie.** — Hémorrhagie qui a lieu chaque mois, et qui remplace la menstruation. (Guérissable.)

TRAITEMENT : Tous les jours injections avec le liquide sédatif nᵒˢ 2, 4, 6, 8, 10, 12, 14, 16, 18, 20 résolutif ; désagrégatif 22, 24, 26, 28 et 30 ; tonique 32, 34, 36, 38 et 40. L'inflammation combattue, on passe la teinture antiseptique nᵒ 44 au moyen d'un pinceau introduit dans le col de la matrice. Frictions sur le ventre avec la teinture antiseptique nᵒ 50. Veiller aux urines, car presque toujours il y a catarrhe ou autre affection vésicale.

Dans le cas de complication, se rapporter à l'article spécial.

263 **Métrite.** — Inflammation aiguë de l'utérus avec augmentation de volume, et douleurs colicatives. En beaucoup

de cas elle donne lieu à la rétention complète d'urine avec vomissements, la langue très-aride et quelquefois coma. (Pas toujours guérissable.)

TRAITEMENT : Injections plusieurs fois par jour avec le liquide sédatif n°ˢ 6 et 10, passer ensuite aux n°ˢ 14, 18 et 20 résolutif et appliquer sur le ventre des compresses avec les mêmes liquides. Bain permanent dans le spéculum. Vider la vessie avec le plus petit cathéter à la Nélaton. Dès qu'on obtiendra un écoulement abondant de la matrice, ce sera le symptôme de la cessation du danger. On fera alors le traitement désagrégatif n°ˢ 22, 24 26, 28 et 30, et tonique n°ˢ 32, 34, 36, 38 et 40, jusqu'à la résolution complète. Pendant le traitement il faut observer le ventre à cause de la quantité de gaz qui se produisent, mais surtout surveiller la vessie pour éviter le catarrhe aigu. Rester longtemps sans avoir des rapports sexuels de crainte de récidive.

264 **Métrodynie.** — Douleur aiguë à l'utérus. (Guérissable.)

TRAITEMENT : Pratiquer des injections avec le liquide sédatif n°ˢ 5 et 10. Compresses sur le bas-ventre avec le même n°. Sangues au périnée et autant à l'hypogastre après la période aiguë. Chercher la cause et voir l'article.

265 **Kyste à l'utérus.** — Pseudo-squirrhe audit organe. (Guérissable.)

TRAITEMENT : Injections répétées dans le jour avec le liquide sédatif n°ˢ 3, 5, 7 et 10 ; 11, 13, 15, 17 et 20 résolutif. Après chaque médication, toucher la tumeur avec un pinceau trempé dans la teinture antiseptique n° 41 et en verser même quelques gouttes sur la tumeur. Introduire et placer sur le kyste un tampon de charpie trempé de la même teinture, et passer progressivement aux n°ˢ 42 et 50. Enlever l'escarre avec une pince et employer la plus grande prudence pour ne pas provoquer une hémorrhagie. Dans le cas d'une perte abondante de sang on verserait dans le vagin un flacon de teinture antiseptique n° 41, et on mettrait dessus un gros tampon de charpie.

266 **Métrolampsie.** — Inflexion de la matrice. (Guérissable.)

TRAITEMENT : Irrigations sédatives n°s 1, 4, 7 et 10. Pessaire à air et soigner le rectum à cause de la constipation qui est constante dans ce cas.

267 **Métrolymphangite.** — Inflammation de l'utérus et des vaisseaux lymphatiques correspondants. (Guérissable.)

TRAITEMENT : Irrigations vaginales deux fois par jour avec le liquide sédatif n°s 4 et 10 ; résolutif n°s 13, 16 et 20 ; désagrégatif n°s 23, 26 et 30 ; tonique n°s 33, 36 et 40. Frictions sur le ventre avec teinture n° 50. (Voir l'article spécial dans le cas de complications.)

268 **Métropéritonite.** — Inflammation très-aiguë de l'utérus et du péritoine. (Présente beaucoup de gravité.)

TRAITEMENT : Injections chaque heure avec le liquide sédatif n°s 2, 4, 6, 8 et 10 ; compresses sur le ventre avec ce dernier numéro. Bains tièdes. Si on arrive à vaincre la période aiguë, on donnera des injections avec le liquide résolutif n°s 12, 14, 16, 18 et 20. On continuera le désagrégatif n°s 22, 24, 26, 28 et 30, et le tonique n°s 32, 34, 36, 38 et 40. Compresses sur le ventre toujours tièdes. Boissons diurétiques pour éviter l'hydropisie. Après la période aiguë, on ne fera plus qu'une ou deux médications par jour.

269 **Métrophlébite.** — Inflammation des veines utérines. (Guérissable.)

TRAITEMENT : Application de 5 sangsues au périnée et autant au ventre. Injections 4 fois par jour avec le liquide sédatif n°s 1, 3, 7 et 10 ; résolutif n°s 12, 15, 17 et 20. (Voir s'il n'y a pas de complications.)

270 **Métropolype.** — Polype de l'utérus. (Guérissable.)

TRAITEMENT : Injections sédatives matin et soir avec les n°ˢ 4, 7 et 10, et avec les n°ˢ 13, 17 et 20 du résolutif. Après chaque injection toucher le polype avec la teinture n° 50, et verser quelques gouttes dessus de la même teinture qu'on recouvrira d'un tampon de charpie. Enlever l'escarre dès qu'elle sera formée au moyen d'une pince. Dans les cas où le polype a son siége dans l'utérus, on commencera l'application de la teinture antiseptique à partir du n° 41 et progressivement jusqu'au n° 50 sans se servir des pinces pour saisir l'escarre, mais se contenter pour cela de l'absorber au moyen de la poire atmosphérique. En cas d'hémorrhagie, verser un flacon de teinture n° 14 dans le spéculum à demeure et pratiquer le tamponnement dans ledit instrument.

271 **Métroptose.** — Chute de l'utérus. (Non guérissable.)

TRAITEMENT : Injections tous les jours avec le liquide sédatif du n° 1 au n° 10. Quand il n'y aura plus d'inflammation, on appliquera un pessaire à air ; si ce pessaire ne peut pas soutenir le poids de l'utérus, on le remplacera par un autre en caoutchouc durci, à forme d'anneau ou d'échelle.

272 **Métrorrhagie.** — Hémorrhagie qui a son origine dans l'utérus. (Guérissable.)

TRAITEMENT : Introduire dans le vagin le spéculum, y verser dedans un flacon de teinture antiseptique n° 41. Appliquer sur le ventre des compresses imbibées dans le liquide sédatif n° 10, le lendemain sortir le spéculum et pratiquer des injections avec le sédatif n°ˢ 5 et 10. S'il y a inflammation, passer aux résolutifs n°ˢ 11, 13, 15, 17 et 20. (S'il y a complication, voir l'article.)

273 **Métrorrhexie.** — Rupture de l'utérus sur un ou plusieurs points. (Maladie mortelle.)

TRAITEMENT : Compresses sur le ventre avec le liquide sédatif n° 10. Injections vaginales avec le même liquide s'il y a forte hémorrhagie. Verser de la teinture n°s 41 et 42 dans le spéculum en permanence et tamponnement. Répéter la médication 2 heures après, surtout si on ne prévoit pas de succès. Le lendemain ôter le tamponnement et injecter avec le liquide sédatif n° 2, et progressivement jusqu'au n° 10. Continuer les compresses sur le ventre avec le même n°, et la médication 2 fois par jour. S'il y a inflammation, passer au traitement résolutif n° 11 jusqu'au n° 20. Surveiller la vessie à cause du catarrhe plus ou moins aigu qui existe toujours dans ces cas.

274 Engorgement des glandules de Nabot. — Inflammation et augmentation de volume des follicules et des glandules de la muqueuse de l'utérus. (Guérissable.)

TRAITEMENT : Injections avec le sédatif n°s 3, 6 et 10; résolutif n°s 12, 15, 17 et 20; désagrégatif n°s 24, 28 et 30. Frictions sur le ventre avec la teinture n° 46.

275 Ovarite. — Inflammation à un ou aux deux ovaires. (Guérissable.)

TRAITEMENT : Frictionner matin et soir le point malade avec 30 gouttes de teinture antiseptique n° 41 en allant progressivement jusqu'au n° 50. Si la maladie est concommittente, voir l'article correspondant et surtout veiller à la vessie.

276 Ovariohémie. — Congestion d'un ou des deux ovaires. (Guérissable.)

TRAITEMENT : Six à douze sangsues sur la région, frictions sur le ventre avec la teinture antiseptique n° 41 quatre fois par jour, et progressivement au n° 50. Surveiller s'il y a complications.

277 Ovariolaxie. — Rupture d'un ou des deux ovaires. (Non guérissable.)

278 Ovariomeuroxie. — Hypertrophie des ovaires. (Guérissable.)

TRAITEMENT : Frictions avec la teinture antiseptique n° 44 progressivement au n° 50, 30 gouttes le matin et autant le soir pour chaque ovaire. Explorer s'il y a inflammation à la matrice, comme il arrive dans ce cas, ou s'il existe d'autres complications. (Voir l'article.)

279 **Ovariorrhagie.** — Hémorrhagie à un ou à deux ovaires. (Guérissable.)

TRAITEMENT : Frictions sur la région avec teinture antiseptique n° 40. Compresses sur le ventre avec le liquide sédatif n° 10. Injections froides au col de la matrice avec le sédatif n° 10 chaque demi-heure, et continuer jusqu'à cessation de l'hémorrhagie. Faire garder le lit et chercher la cause.

280 **Ovariosténose.** — Rétrécissement des trompes de Fallope. (Non guérissable.)

281 **Ovariotrémie.** — Perforation des ovaires par suite de blessure. (Guérissable au début.)

TRAITEMENT : 2 fois par jour injections dans l'intérieur de l'ovaire avec le liquide sédatif n° 1. Si la cicatrisation tarde à se produire, ajouter à chaque 100 grammes de liquide sédatif 10 gouttes de teinture antiseptique n° 41.

282 **Ovariotricie.** — Perforation des ovaires pour cause de maladie chronique. (Guérison très-difficile.)

TRAITEMENT : Comme le précédent, mais au lieu 'de la teinture antiseptique n° 41, on se servira du n° 50.

283 **Perforation de l'utérus.** — Conséquence d'une application trop prolongée d'un caustique. (Cas très-rare et guérison difficile.)

TRAITEMENT : Injections intra-utérines (au moyen de l'appareil Medici absorbant et refoulant) avec le liquide sédatif n° 1 au n° 10 une fois par jour. Au début injecter peu à la fois, et faire en sorte qu'il ne sorte que cinq grammes de liquide de l'appareil et l'absorber aussitôt. Augmenter de 5 grammes par jour si l'utérus le supporte. Frictionner le ventre avec la teinture n° 41 au n° 50 progressivement.

284 Périmétrite. — Inflammation du tissu qui enveloppe l'utérus et qui prend la forme d'une légère péritonite. (Guérissable.)

TRAITEMENT : Injections à la matrice avec le liquide sédatif n° 5 et n° 10. Compresses sur le ventre avec le résolutif n°ˢ 15 et 20. (Explorer s'il y a complication.)

285 Phlgethon. — Inflammation et engorgement chronique de la matrice. (Guérissable.)

TRAITEMENT: Injections avec le liquide sédatif n°ˢ 2, 4, 6, 8 et 10 une fois par jour; résolutif n°ˢ 12, 14, 16, 18 et 20. Compresses sur le ventre avec le sédatif n° 10. S'il y a catarrhe utérin ou autre, voir l'article.

286 Placentite. — Inflammation du placenta qui peut se produire à 2 mois de gestation et peut provoquer l'avortement. Les symptômes de cette maladie sont un écoulement de mucus dont l'âcreté augmente avec le temps, et donne lieu à l'inflammation de l'orifice de la matrice, du vagin et de la vulve, accompagnée de granulation et ulcération auxdits organes. (Guérissable.)

TRAITEMENT : Injections 2 fois par jour avec le liquide sédatif n°ˢ 1, 3, 5, 7 et 10; résolutif n°ˢ 11, 13, 15, 17 et 20. Compresses à la vulve avec les mêmes liquides dont on s'est servi pour les injections.

287 Plaie à l'utérus. — Destruction des tissus dudit organe d'une façon plus ou moins étendue et profonde. (Guérissable.)

TRAITEMENT : Injections avec le liquide sédatif n°ˢ 1, 3, 5, 7 et 10; résolutif n°ˢ 12, 14, 16, 18 et 20. Lorsque la plaie sera bien propre, on la touchera avec un pinceau trempé dans la teinture n° 41. On fera tomber l'escarre avec la teinture n° 50. L'escarre tombée, on continuera à toucher la plaie avec la teinture n° 41.

288 **Procidence de l'utérus.** — Chute partielle dudit organe. (Non guérissable.)

TRAITEMENT : On peut y remédier en partie avec injections sédatives n°s 5 et 10. (Pessaire Gariel).

289 **Rétroversion de l'utérus.** — Renversement de l'utérus en arrière, de manière que le fond pèse sur le rectum et le col gêne la vessie. (Complétement irrémédiable.)

On peut cependant combattre l'inflammation avec injections sédatives n°s 5 et 10, et résolutives n°s 15 et 20.

290 **Squirrhe à l'utérus.** — Tumeur maligne de la nature des cancers. (Guérissable.)

TRAITEMENT : Injections sédatives n°s 1, 3, 5, 7 et 10 ; résolutives n°s 13, 15, 17 et 20 ; désagrégatives n°s 23, 25, 27 et 30 ; toniques 33, 35, 37 et 40. Toucher deux fois par jour la tumeur avec un pinceau trempé dans la teinture antiseptique n° 41 jusqu'au n° 50, et par-dessus mettre un tampon de charpie mouillé de la même teinture. Si le tampon donne lieu à des souffrances, on l'ôte une demi-heure après traitement dépuratif avec sirop de salsepareille à la mannite, et frictions sur le bas-ventre avec la teinture antiseptique n° 50. S'il y a catarrhe vésical ou autres malaises, voir l'article spécial. Veiller surtout au rectum.

291 **Toccophlébite.** — Inflammation des veines après un accouchement laborieux. (Guérissable.)

TRAITEMENT : Bains tièdes. Compresses tièdes avec le résolutif n°s 11, 13, 17 et 20.

292 **Élancement à l'utérus.** — Douleurs très-aiguës audit organe après l'accouchement, occasionnées par les efforts que fait l'organe pour expulser le sang coagulé resté dans la cavité. (Guérissable.)

TRAITEMENT : Compresses tièdes avec le liquide résolutif

n° 12, et injections vaginales avec le même liquide.

293 **Utérorchalgie.** — Ténesme à l'utérus sans symptômes inflammatoires. (Guérissable.)

TRAITEMENT : Toucher l'orifice de l'utérus et sa cavité avec un pinceau baigné de teinture antiseptique n° 50 jusqu'à élimination du mucus. Pratiquer ensuite des injections avec le liquide résolutif n°ˢ 12, 15, 17 et 20, et faites des frictions sur le ventre avec la teinture antiseptique n° 50.

294. **Tubercules à l'utérus.** — Excroissance charnue audit organe. (Guérissable.)

TRAITEMENT : On touche avec la teinture antiseptique n° 50, et on fait des injections avec le liquide résolutif n°ˢ 12, 16 et 20. Répéter la médication deux fois par jour jusqu'à guérison complète.

295 **Ulcération de l'utérus.** — Plaie audit organe qui produit beaucoup de pus. (Guérissable.)

TRAITEMENT : Injections avec le liquide sédatif n°ˢ 3, 6 et 10; 13, 16 et 20 résolutif; désagrégatif n°ˢ 22, 24, 26, 28 et 30; tonique n°ˢ 32, 34, 36, 38 et 40. Après chaque injection toucher la plaie avec un pinceau imbibé de la teinture antiseptique n° 41, en verser quelques gouttes dessus, et du n° 41 aller au n° 46. Appliquer un tampon de charpie imprégné de la même teinture, si la malade peut le supporter.

296 **Granulation à l'utérus.** — Formation de petites pustules audit organe. (Guérissable.)

TRAITEMENT : Irrigations à l'utérus avec le liquide sédatif n°ˢ 5 et 10. Passer au n°ˢ 15 et 20 du résolutif, et après chaque irrigation toucher avec un pinceau imbibé de la teinture antiseptique n°ˢ 43, 45, 47 et 50.

297 **Utéro-angiolencite.** — Inflammation et engorgement des vaisseaux lymphatiques de l'utérus. (Guérissable.)

TRAITEMENT : Injections résolutives des n°ˢ 11, 12, 15,

17 et 20; toniques n°s 31, 33, 35, 37 et 40. Passer un pinceau mouillé de la teinture n° 45 sur l'orifice de l'utérus, et frictionner le ventre avec la teinture n° 50. En cas de complication, voir son article.

298 **Utérohémie.** — Congestion sanguine à l'utérus.

TRAITEMENT : Six à douze sangsues au ventre. Injections avec le liquide sédatif n°s 5 et 10 ; résolutif 13, 16 et 20· Si l'affection a pour cause l'étroiture de l'orifice, on fera la dilatation graduelle avec une éponge préparée. Explorer s'il y a complication.

299 **Imperforation de l'utérus.** — Défaut de conformation. (Non guérissable.)

TRAITEMENT : On peut tenter de pratiquer une incision pour s'assurer si l'orifice serait seulement voilé, et mettre une éponge préparée pour maintenir l'orifice. S'il y survient une inflammation, la combattre avec injections sédatives du n° 1 jusqu'au n° 10.

300 **Utérite.** — Simple inflammation à l'utérus qui ne présente ni gravité, ni complication. (Guérissable.)

TRAITEMENT : Injections sédatives avec les n°s 1, 6 et 10 ; résolutives n°s 14, 17 et 20. Compresses avec les mêmes liquides sur le ventre, plusieurs fois par jour.

301 **Utéro-nécrose.** — Gangrène à l'utérus qui peut donner lieu à la mort en peu d'heures. (Non guérissable.)

TRAITEMENT : On peut tenter de donner des injections avec le liquide tonique n° 31 au n° 40, chaque demi-heure, et verser sur l'organe en décomposition de la teinture n° 50. Si l'escarre tombe en se détachant graduellement et que l'organe devienne sensible à la médication, on pourra après chaque injection appliquer sur la tumeur un tampon trempé dans la teinture n° 50, et mettre des compresses sur le ventre mouillées du tonique n° 40.

302 **Utérohydatide.** — Tumeur kysteuse, semi-aqueuse à l'utérus. (Guérissable.)

TRAITEMENT : Injections avec le liquide sédatif n° 15, et 10, et résolutif n° 12, 15, 17 et 20. Après chaque injection toucher la tumeur avec la teinture n° 41, progressivement jusqu'à ce que la tumeur soit complétement détruite. Médication une fois par jour. Voir la vessie, car en ces cas il se forme presque toujours une tumeur analogue audit organe; voir l'article.

303 **Utéromégalie.** — Développement considérable de l'utérus, sans inflammation et sans production de gaz, qui ne donne pas lieu à une souffrance proprement dite, mais à un sentiment de fatigue.

Guérissable, mais le volume de la matrice ne revient jamais à l'état normal.

TRAITEMENT : Injections avec le liquide sédatif n°s 5 et 10; résolutif n°s 15 et 20; désagrégatif n°s 25 et 30; tonique n°s 35 et 40. Après chaque médication introduire un pinceau imbibé de la teinture antiseptique n°s 41, 43, 45, 47 et 50, et frictionner le bas-ventre avec le dernier numéro de la teinture. Analyser plusieurs fois les urines, car cette maladie est presque toujours compliquée de catarrhe vésical et néphrite chronique. (Voir le cas à son article.)

304 **Utérorrhée.** — Ecoulement muqueux blanc par l'utérus. (Guérissable.)

TRAITEMENT : Injections avec le liquide sédatif n°s 3, 5, 7 et 10; résolutif n°s 13, 16, 18 et 20. A chaque médication toucher l'orifice avec un pinceau trempé dans la teinture n° 41. Frictionner le ventre avec la teinture antiseptique n° 45 Analyser les urines et traiter la malade selon le cas.

305 **Ulcération au col et à la cavité de l'utérus.** — Plaie plus ou moins profonde audit organe. (Guérissable.)

TRAITEMENT : Injections avec le liquide sédatif n°s 1, 3, 5, 7, 9; résolutif n°s 11, 13, 15 17, 19; désagrégatif n°s 21, 23, 25, 27, 29, et tonique n°s 31, 33, 35, 37 et 39. Après chaque médication toucher la plaie avec un pinceau imbibé de la teinture antiseptique n° 41, progressivement au n° 50. Si la plaie est profonde et que le col soit dilaté, on fait tomber quelques gouttes de teinture des numéros indiqués. Frictionner le bas-ventre avec la teinture n° 50. Surveiller les urines, et traiter selon la complication.

306 **Utérotromie.** — Blessures à l'utérus. (Guérissable.)

TRAITEMENT : Injection chaque heure avec le liquide sédatif n°s 1, 2, 3, 4, 5, 6, 7, 8, 9 et 10. Si l'hémorrhagie est forte, mettre des compresses glacées sur le ventre et au périnée du liquide sédatif n°s 5 et 10. Si l'hémorrhagie ne met pas la malade en danger de mort, les compresses seront faites à la température ordinaire. Traitement résolutif s'il y reste de l'inflammation. Voir la vessie, car dans ce cas il y a toujours ou faiblesse ou inflammation.

307 **Crampes à l'utérus.** — Contractions spasmodiques et douloureuses dudit organe. (Guérissable.)

TRAITEMENT : Injections avec le sédatif n°s 5 et 10, chaque dix minutes. Toucher l'orifice de l'utérus avec la teinture n° 46. Appliquer des compresses sur le bas-ventre avec le liquide sédatif n° 10. La crise passée, chercher la cause et voir l'article.

MALADIES DU VAGIN

308 **Vaginosténie.** — Rétrécissement spasmodique du vagin qui empêche les rapports sexuels, et en beaucoup de cas empêche l'écoulement menstruel. (Guérissable.)

TRAITEMENT : Injections avec le liquide sédatif n°s 2, 4, 6, 8 et 10 ; résolutif n°s 12, 14, 16, 18 et 20. Introduire un des plus petits speculum pour habituer l'organe, et on passe ensuite aux n°s 2 et 4. Après chaque injection on passe un pinceau imbibé de la teinture n°s 41, 43, 45, 47 et 50 sur toute la paroi vaginale.

309 Obstacle organique au vagin. — Excroissance fibreuse sur les parois dudit organe, comme dans l'urèthre chez l'homme. (Guérissable.)

TRAITEMENT : Injections avec le liquide sédatif n⁰ˢ 1, 4, 6 et 10; résolutif n⁰ˢ 12, 15, 17 et 20. Toucher l'obstacle avec la teinture antiseptique n° 50.

310 Blennélytrie. — Ecoulement muqueux du vagin. (Guérissable.)

TRAITEMENT : Injections avec le liquide sédatif n⁰ˢ 1, 3, 5, 7 et 10; n⁰ˢ 12, 14, 16, 18 et 20 résolutif. Après chaque injection toucher avec la teinture n° 41 au n' 44 sur toute la partie vaginale.

311 Blennorrhagie. — Inflammation vénérienne causée par un coït impur, et qui donne lieu à un écoulement muco-purulent au vagin et au méat urinaire. (Guérissable, mais on ne traite pas cette maladie dans le cabinet de l'auteur.)

TRAITEMENT : Injections avec le liquide sédatif n° 1 au n° 10 quatre fois par jour, promener les pinceaux sur tout le tour vaginal avec la teinture antiseptique n° 41. Compresses sur le ventre avec le sédatif n° 10.

312 Blennorrhée. — Ecoulement muco-purulent du vagin et du méat sans inflammation aiguë. (Guérissable.)

TRAITEMENT : Injections avec le sédatif n⁰ˢ 2, 4, 6, 8 et 10; résolutif n⁰ˢ 12, 14, 16, 18 et 20. Après chaque injection passer un pinceau imbibé de la teinture n⁰ˢ 41 et 42 sur le pourtour du vagin. Compresses sur le bas-ventre avec le liquide sédatif n° 10.

313 Coarctation du vagin. — Spasmes audit organe occasionnés par une inflammation. (Guérissable.)

TRAITEMENT : Injections avec le liquide sédatif du n° 1 au n° 10 deux fois par jour. Après chaque médication passer un pinceau trempé dans la teinture antiseptique n⁰ˢ 41 et 42.

314 **Coléocèle.** — Hernie vaginale. (Non guérissable.)

TRAITEMENT : On peut atténuer en donnant des injections avec le sédatif, et appliquer ensuite un pessaire qu'on changera tous les huit jours.

315 **Coléoptose.** — Prolapsus du vagin. (Non guérissable.)

TRAITEMENT : Comme l'article précédent.

316 **Colcorrhexie.** — Rupture du vagin à la suite d'un accouchement laborieux ou d'un abcès. (Guérissable.)

TRAITEMENT : Injections avec le liquide sédatif n° 1 au n° 10. Toucher la plaie avec un pinceau imbibé de la teinture n° 41. Se servir d'un petit spéculum qui permette de découvrir la rupture. Passer du n° 41 au n° 45 de la teinture antiseptique. Ne jamais dépasser la hauteur de la plaie avec le spéculum.

317 **Colpite.** — Inflammation du vagin. ((.érissable.)

TRAITEMENT : Injections avec le liquide sédatif n° 35 et progressivement au n° 9 ; résolutif n°ˢ 11, 13, 15, 17 et 19 ; désagrégatif n°ˢ 21, 23, 25, 27 et 29 ; tonique n°ˢ 31, 33, 35, 37 et 39. Après chaque injection passer un pinceau baigné de la teinture n°ˢ 41, 42, 43, 44 et 45 sur toute la muqueuse vaginale. Analyser les urines, car il y a toujours un catarrhe vésical et constipation à l'intestin.

318 **Inertie vaginale.** — Absence de la faculté contractile de l'organe. (Guérissable.)

TRAITEMENT : Injections avec le tonique n°ˢ 31, 32, 33, 3 4 35, 36, 37, 38 et 40. Après chaque injection passer le pinceau avec la teinture n°ˢ 46, 48 et 50.

319 **Elytrophagie.** — Obstruction du vagin causée par maladie. (Guérissable.)

TRAITEMENT : Injections au moyen d'un cathéter à valvules internes pour porter le liquide à l'extrémité de l'organe. Se servir du liquide sédatif n° 1 progressivement au n° 10 ; résolutif du n° 11 au n° 20. Exercer un peu de dilatation au moyen d'un spéculum Medici à cul-de-sac. (Voir le n°.) Toucher les obstacles avec la teinture n° 50. Passer graduellement le spéculum du n° 1 au n° 3 à proportion de la grandeur normale de cet organe. Veillez à la vessie, et voyez l'article.

320 Elythrémie. — Congestion sanguine au vagin. (Guérissable.)

TRAITEMENT : Quatre injections par jour avec le liquide sédatif n°s 1, 3, 5, 7, 8 et 10 ; résolutif n°s 12, 14, 16, 18 et 20. Après chaque injection toucher avec le pinceau toute la surface avec la teinture n° 41. Compresses sur le bas-ventre et les petites lèvres avec le liquide sédatif n° 10.

321 Elytrorrhagie. — Hémorrhagie du vagin. (Guérissable.)

TRAITEMENT : Injections sédatives chaque demi-heure, dans les cas graves, avec les n°s 5, 6, 7, 8, 9 et 10. Appliquer ce dernier numéro glacé en compresses sur le bas-ventre et le périnée. Toucher la paroi vaginale avec la teinture n° 41. Dans les cas moins graves on ne fait la même médication qu'une ou deux fois par jour.

322 Elytrorrhée. — Elimination ténue de mucus par le vagin, connue sous le nom de flueurs blanches. (Guérissable.)

TRAITEMENT : Injections sédatives avec le sédatif n°s 5, 7 et 9 ; résolutif n°s 11, 14, 17 et 20. Après chaque injection on passera un pinceau, sur tout le vagin, imbibé de la teinture n°s 43, 44 et 45.

323 Elytrotromatie. — Blessure au vagin. (Guérissable.)

TRAITEMENT : Si l'hémorrhagie est abondante, on tamponnera avec de la charpie imbibée de la teinture n° 41 ; si l'hémorrhagie est sans gravité, on fera des injections sédatives avec les n°s 6, 7, 8, 9 et 10 ; on touchera le tube vaginal avec la teinture n° 41 et on y tiendra de la charpie baignée de la même teinture sur le point blessé. Compresses sur le bas-ventre avec le liquide sédatif n° 10 mêlé au résolutif n° 20. On répète cette médication une ou plusieurs fois par jour, selon la gravité. (S'il y a catarrhe, voir l'article.)

324 **Elytrotripie.** — Perforation du vagin, qui souvent est occasionnée par l'application trop prolongée d'un caustique. (Guérissable.)

TRAITEMENT : Injections avec le liquide sédatif n° 1 au n° 10 ; passer sur la plaie un pinceau trempé dans la teinture n° 41. S'il y a peu d'inflammation, on mettra un tampon de charpie mouillé de la même teinture. Faire d'une à quatre médications par jour, selon la gravité et la quantité de mucus sécrété. Compresses sur le bas-ventre et la vulve avec résolutif n° 11 jusqu'au n° 20. Dans les cas où la perforation serait étendue à la vessie, il faudrait tenir un cathéter en permanence à valvule extérieure. (V. le n°) et faire coucher la malade du côté opposé à la fistule pour éviter l'infiltration urineuse sur le point malade. (Voir l'article spécial.)

325 **Tumeur kystique au vagin.** — Pseudo-squirrhe audit organe. (Guérissable.)

TRAITEMENT : Injections avec le liquide sédatif n°s 4, 7 et 10 ; résolutif n°s 13, 16, 18 et 20 ; n°s 23, 27 et 30 désagrégatif ; n°s 33, 37 et 40 tonique. Après chaque médication toucher la tumeur avec la teinture n° 46 progressivement au n° 50. S'il y a production d'escarre, l'ôter avec une pince.

326 **Leucorrhée.** — Ecoulement très-ténu du vagin. (Guérissable.)

TRAITEMENT : Injections avec le liquide sédatif n°s 1, 5 et 10 ; résolutif n°s 13, 16 et 20. Après chaque injection, passer le pinceau avec la teinture n°s 41 et 43.

327 **Péricolpite.** — Inflammation du tissu qui enveloppe le vagin, autrement dit tissu cellulaire. (Guérissable.)

Pour le traitement, voir le numéro supplémentaire.

TRAITEMENT : Injections avec le sédatif nᵒˢ 3, 5, 7 et 10. Passer après un pinceau imbibé de la teinture nᵒˢ 41 et 42.

328 **Procidence.** — Chute d'une partie du vagin. Anomalie non guérissable, mais qui ne présente pas d'inconvénients sérieux. On peut la traiter avec des injections sédatives des nᵒˢ 5 et 10 pendant quelque temps et appliquer ensuite un pessaire à air.

329 **Prolapsus vaginal.** — Le vagin sort comme une poche renversée et présente la muqueuse hors la vulve. Non guérissable, mais on peut soulager avec les injections sédatives des nᵒˢ 5 et 10, et soutenir l'organe au moyen d'un pessaire.

330 **Vaginite.** — Inflammation très-aiguë du vagin sans cause vénérienne. (Guérissable.)

TRAITEMENT : Quatre injections par jour avec le sédatif nᵒ 1 à 10. Après chaque injection passer un pinceau trempé de la teinture nᵒˢ 41 et 45.

Voir la vessie, car presque toujours l'inflammation s'y propage et provoque la rétention en occasionnant du ténesme au méat urinaire.

331 **Polype au vagin.** — Excroissance charnue, fibreuse et fongueuse, qui prend naissance sur les parois internes dudit organe. Dans certains cas le polype sort du vagin à cause de son volume.

TRAITEMENT : Injections sédatives avec les nᵒˢ 3, 5, 7, 9; résolutives nᵒˢ 11, 13, 15, 17 et 20. Après chaque injection, toucher le polype avec un pinceau mouillé de la teinture nᵒˢ 41 et 50. Chaque fois qu'il y aura une partie mortifiée, on la prendra avec les pinces en tirant très-légèrement. En cas d'hémorrhagie, tamponner avec teinture nᵒ 41.

332 **Trichomonas.** — Infusoires de forme elliptique d'un volume double des globules sanguins dans le pus de la vaginite.

333 **Ulcurétation du vagin.** — Plaie de la muqueuse audit organe. (Guérissable.)

TRAITEMENT : Injections avec le sédatif du n° 1 au n° 10, du n° 11 au n° 20 résolutif. Après chaque injection, passer le pinceau avec teinture n° 41 et 45. Employer un spéculum très-petit pour commencer et, dès que l'inflammation aura disparu, se servir du n° plus grand.

MALADIES DE LA VULVE

334 **Clitérisme.** — Abus que les femmes font quelquefois de leur sexe quand elles ont un clitoris volumineux.

TRAITEMENT : Faire allonger le clitoris et le toucher avec la teinture n° 50, en ayant soin d'appliquer en même temps à l'extrémité un petit grain de potasse caustique. On soignera la petite plaie avec le liquide sédatif n° 10. S'il y a récidive, toucher le bord des petites lèvres avec la même teinture.

335 **Coarctation de la vulve.** — Rétrécissement organique ou spasmodique dudit organe, qui empêche les rapports sexuels. (Guérissable.)

TRAITEMENT : Combattre l'inflammation avec injections sédatives n° 1 et 10, et résolutives du n° 11 au n° 20. Toucher le rétrécissement organique avec la teinture n° 50. Si les obstacles sont des cicatrices, on ajoutera à la teinture une petite quantité de poudre de Vienne. Si les obstacles sont spasmodiques, on emploiera la même médication sans la poudre de Vienne. Au début, se servir d'un petit spéculum, pour ensuite augmenter de volume.

Bien examiner le vagin et la matrice, et voir les articles.

336 **Fistule à la vulve.** — Plaie profonde et étroite dans les parois dudit organe. Dans beaucoup de cas ces fistules dérivent de la suppuration des glandules vulvaires. (Guérissable.)

TRAITEMENT : Injections avec le liquide sédatif du n° 1 au n° 10. Après avoir combattu l'inflammation on ajoutera au liquide sédatif une goutte de teinture antifistuleuse à chaque 100 gr. de liquide en augmentant d'une goutte tous les trois jours, si le point malade n'est pas trop affecté de l'action du médicament; on peut arriver au maximum de 10 gouttes sur 100 gr. de liquide. Compresses sur la partie malade avec liquide résolutif n° 20.

337 **Varices à la vulve.** — Dilatation des veines dudit organe. (Non guérissable.)

On peut soulager en appliquant des compresses de liquide sédatif n° 10, et toucher les varices avec un pinceau imbibé de la teinture n° 41.

338 **Vulvite.** — Inflammation de la vulve. (Guérissable.)

TRAITEMENT : Application de charpie trempée dans le liquide sédatif n° 5 ; s'il y a ulcération, on progressera jusqu'au n° 10, si non, après le n° 5, on passera directement au n° 10. Toucher les parties malades avec un pinceau imprégné de la teinture n° 41. Bains de Liège.

339 **Folliculite.** — Inflammation des glandules folliculaires de la vulve avec granulation très-développée qui se propage des petites aux grandes lèvres, et souvent jusqu'au mont de Vénus. Ces follicules dégénèrent en pustules, qui occasionnent un violent prurit. On rencontre cette maladie chez les femmes enceintes et chez d'autres à menstruation peu abondante. (Guérissable.)

TRAITEMENT : Compresses avec le sédatif n° 1, 3, 5, 7 et 10, et après toute inflammation disparue, toucher les parties malades avec un pinceau imbibé de la teinture n° 41. Continuer l'application des compresses. Observer le vagin.

340 **Trémaotde**. — Petits helminthes qui se forment à la vulve et qui donnent lieu à une inflammation. (Guérissable.)

TRAITEMENT : Injections avec le liquide sédatif nᵒˢ 1, 5 et 10 ; résolutif nᵒˢ 13, 16 et 20. Passer un pinceau imbibé de la teinture nᵒ 41.

341 **Tubercules à la vulve**. — Excroissances charnues qui végètent à la suite d'ulcérations ou de granulations audit organe. (Guérissable.)

TRAITEMENT : Toucher les parties malades avec la teinture nᵒ 50. Compresses avec le liquide sédatif nᵒ 10. Il faut toucher les tubercules jusqu'à la destruction complète pour éviter la récidive.

342 **Ulcération à la vulve**. — Plaie plus ou moins profonde audit organe. (Guérissable.)

TRAITEMENT : Deux fois par jour, injections avec le liquide sédatif nᵒ 1 jusqu'au nᵒ 10. Passer le pinceau avec la teinture nᵒˢ 41 à 45.

343 **Abcès à la vulve**. — Tumeur suppurative qui a lieu dans les parois dudit organe. (Guérissable.)

TRAITEMENT : Activer la suppuration avec des compresses imbibées du liquide résolutif nᵒˢ 11, 14, 17 et 20. Lorsque le pus sera formé, on fera la ponction avec l'aspirateur Medici. (V. nᵒ.) Le pus absorbé, on introduira autant de liquide sédatif nᵒ 2 qu'on a absorbé de pus. On fera deux médications par jour en passant du nᵒ 2 au nᵒ 5, et on continuera les compresses avec le résolutif pour compléter la maturation.

MALADIES DE LA VESSIE CHEZ LA FEMME

344 **Carcinopéritonéal**. — Cancer du péritoine. (Guérison très-difficile.)

TRAITEMENT : Deux fois par jour, frictions sur le ventre avec les n° 41 à 50 de la teinture antiseptique. Injections dans la vessie avec le sédatif n° 1 à 10 ; résolutif n° 11 à 20 ; désagrégatif n° 21 à 30, et tonique n° 31 à 40.

Traitement dépuratif avec le sirop de salsepareille à la mannite de Medici.

345 Fistule vésico-vaginale. — Déchirure de la vessie qui donne lieu à l'infiltration de l'urine et amène la perforation du vagin, donnant lieu à l'écoulement de l'urine dans ce dernier organe. (Guérison dans les cas récents.)

TRAITEMENT : Injections dans la vessie avec le liquide sédatif n° 1 au 10 ; résolutif n° 11 au 20 ; désagrégatif n° 21 au 30 ; tonique n° 31 au 40. Toucher les bords de la plaie avec la teinture antifistuleuse (par le vagin) et appliquer de la charpie humectée de la même teinture. Introduire le spéculum à fenêtre Medici. Cathéter à valvule extérieure pour favoriser l'écoulement constant de l'urine. Faire coucher la malade du côté opposé à la fistule.

346 Fistule vésico-urétro-vaginale. — Rupture des tissus de la région inférieure de la vessie à de la supérieure de l'urèthre et d'un point de la région inférieure du vagin qui laisse passer l'urine continuellement. Cas très-rare, presque toujours la conséquence de l'application du forceps par un praticien peu expérimenté. (Guérissable au début.)

TRAITEMENT : Comme à l'article précédent, mais observer que le cathéter remplisse bien l'urèthre pour éviter l'infiltration urineuse.

347 Fistule vésico-utéro-vagino-rectale. — (Guérison très-difficile.)

TRAITEMENT : Injections avec le liquide sédatif du n° 1 au n° 10 ; résolutif du n° 11 au n° 20 ; désagrégatif du n° 21 au n° 30, et tonique du n° 31 au n° 40. Ces injections se donneront par le vagin et par l'utérus en se servant de l'irrigateur foulant et absorbant de Medici. (V. n°.) L'inflammation combattue, on ajoutera aux différents liquides d'une à 20 gouttes de teinture antifistuleuse. Compresses sur le ventre de liquide résolutif n° 11, 15 et 20. Si la vessie est inflammée, traitement sédatif et résolutif en appliquant un cathéter à valvule externe pour que l'urine ne remonte pas jusqu'au trajet fistuleux.

348 **Péritonéorrhagie.** — Hémorrhagie du péritoine. (Maladie dangereuse et d'une guérison douteuse.)

TRAITEMENT : Frictions avec la teinture n° 41, alternant avec le n° 50. Compresses avec le liquide sédatif n° 10, alternant avec le résolutif n° 20.

349 **Zoopéritonite.** — Entozoaires qui se forment au péritoine et développent une inflammation très-aiguë audit organe. (Guérison difficile.)

TRAITEMENT : Frictions avec la teinture antiseptique n° 41, alternant avec la teinture n° 50. Compresses avec le liquide sédatif n° 10, alternant avec le résolutif n° 20.

350 **Rupture de la vessie.** — Occasionnée par la rétention complète de l'urine. Dans les cas d'accouchement laborieux occasionnée par la négligence des accoucheuses à l'égard de la vessie. Cet accident finit par donner lieu à la fistule vésico-vaginale.

Pour le traitement, voir l'article 345.

351 **Perforation de la vessie et du vagin.** — Plaie occasionnée par la dissolution d'un fragment de nitrate d'argent laissé par inadvertence après une cautérisation. (Non guérissable.)

On peut soulager en donnant des injections dans la vessie avec le sédatif du n° 1 au n° 10 ; résolutif du n° 11 au n° 20 ; désagrégatif n° 21 au n° 30 ; tonique n° 31 au n° 40. Cathéter à valvule extérieure en permanence, et même médication par le vagin.

MALADIES DE L'URÈTHRE CHEZ LA FEMME

352 Blenno-uréthrite. — Inflammation vénérienne audit organe. (Guérissable, mais ne se soigne pas par l'auteur.)

TRAITEMENT : Compresses sédatives n° 5 et n° 10 sur le méat urinaire. Passer un pinceau sur l'orifice de l'urèthre imbibé de la teinture n° 41. Canaliser les urines dans le cas où la maladie serait propagée au col de la vessie. Injections sédatives du n° 1 au n° 10 ; résolutives du n° 11 au n° 20.

353 Blenno-uréthrorrhée. — Ecoulement muqueux de l'urèthre occasionné par une inflammation chronique du col vésical. (Guérissable.)

TRAITEMENT : Injections dans la vessie du sédatif n° 1 au 10 ; résolutif n° 11 au 20 à la quantité de 250 gr. Passer le pinceau dans l'urèthre avec la teinture n° 41.

354 Obstacle inflammatoire à l'urèthre. — Inflammation audit organe qui donne lieu à la rétention complète ou incomplète de l'urine. (Guérissable.)

TRAITEMENT : Introduire dans l'urèthre un cathéter à la Nélaton et un des plus petits n° pour commencer et de couleur marron comme étant les plus doux et les plus souples. Vider la vessie, et si l'urine est peu chargée de mucus on pratiquera par le cathéter une injection avec 200 gr. de liquide sédatif n° 1. On laissera ce liquide dix minutes dans la vessie, et on l'évacuera ensuite. On fera ainsi deux médications par jour jusqu'à ce que la malade urine toute seule. Pour le liquide des injections on passera du sédatif n° 1 au n° 10, et du n° 11 au n° 20 résolutif. S'il y a faiblesse à la vessie on fera usage du désagrégatif n° 23, 27 et 30 et des n° 32, 36, 38 et 40 tonique. Laisser le liquide 10 minutes dans la vessie en augmentant de 5 minutes tous les jours jusqu'au maximum d'une heure. Si la rétention n'est pas complète, on fera uriner la malade, et on introduira autant de médicament qu'elle a émis d'urine avec l'appareil Medici à pression atmosphérique. Compresses sur le méat urinaire avec le liquide sédatif n° 5 et 10.

355 **Obstacle spasmodique à l'urèthre**. — Qui donne lieu à la rétention complète de l'urine avec ou sans intermittence. Spasmes de l'urèthre causés par une maladie de l'utérus ou de la vessie.

TRAITEMENT : Vider la vessie avec un cathéter à la Nélaton. S'il y a opposition, on emploiera un catéther anglais ou une sonde métallique. (Chercher la cause.)

356 **Obstacle organinique à l'urèthre**. — Excroissance charnue dans ledit organe. (Guérissable.)

TRAITEMENT : Injections avec le liquide sédatif du n° 1 au n° 10. 50 gr. en augmentant de 20 gr. par jour jusqu'à 250 gr. On passera ensuite au résolutif n° 11 jusqu'au n° 20. Lorsque l'inflammation sera atténuée, on passera le pinceau avec la teinture n° 50. Se servir pour les injections d'une cannule en ivoire à cause de la résistance qu'oppose le col de l'urèthre, les tubes Medici étant trop souples pour ce cas. Se méfier des complications.

357 **Obturation de l'urèthre et de son méat.** — Adhérence causée par la cicatrisation d'une plaie audit organe.

TRAITEMENT : Si on peut reconnaître un vestige de méat on pratiquera une incision et on fera ensuite le traitement comme pour les fistules qui existent toujours dans ce cas, et qui suppléent à l'urèthre.

358 **Fistule à l'urèthre**. — Plaie profonde et caverneuse audit organe. (Guérissable.)

TRAITEMENT : Injections dans le sinus fistuleux avec le liquide sédatif n° 1, 3, 5, 7, 9 et 10 ; résolutif n° 12, 14, 16, 18 et 20. Dès que l'inflammation aura diminué, on ajoutera une goutte de teinture antifistuleuse jusqu'à dix gouttes par

110 gr. de liquide. Tenir un cathéter Medici à valvule extérieure en permanence pour éviter l'infiltration urinaire dans la fistule.

MALADIES DU PÉRINÉE CHEZ LES DEUX SEXES

359 **Abcès, au périnée chez l'homme.** — Tumeur suppurative de ladite région qui communique presque toujours avec l'urèthre et donne lieu aux fistules uréthro-périnéales ou aux fistules du périnée au scrotum. Chez la femme elle peut donner lieu à une fistule du périnée à l'anus ou du périnée à la vulve.

TRAITEMENT : Provoquer la maturation avec cataplasmes de farine de lin et pommade de belladone et ouvrir l'abcès dès que le pus sera formé. Faire l'incision plutôt large que profonde pour ne pas blesser le cathéter. Si le malade souffre et sent une cuisson sur le point de l'abcès, il serait prudent de le faire uriner avec l'utéther pour éviter le danger de l'infiltration urineuse et l'établissement d'une fistule. Cette précaution n'est pas nécessaire chez la femme. Faire des injections dans la plaie avec le liquide sédatif n° 1 à 5.

360 **Fistule au périnée.** — Plaie profonde, calleuse et caverneuse audit organe, qui chez l'homme communique presque toujours à l'urèthre, au scrotum, à l'anus et aux fesses. Chez la femme à la vulve ou à l'anus.

TRAITEMENT : Injections avec le liquide sédatif n°s 1, 5 et 10 ; résolutif n°s 12, 16, 18 et 20 : au moyen de l'appareil Medici à pression atmosphérique et à courant constant. Une fois l'inflammation diminuée on ajoutera une goutte jusqu'à 20 de teinture, antifistuleuse à chaque 100 gr. de liquide. Veiller à ce que le liquide injecté parcourre tout le trajet fistuleux. Lorsque les fistules sont plusieurs orifices, faire la médication pour chacune d'elles. Si elles communiquent, on fera des compresses à un orifice de façon que le liquide sorte par un seul orifice.

361 **Rupture du périnée chez la femme.** — Occasionnée par un accouchement laborieux ou par suite de viol. On y remédie au moyen d'une suture.

MALADIES DU RECTUM CHEZ LES DEUX SEXES

362 **Ankyloproctie.** — Rétrécissement du rectum et de l'anus qui donne lieu à la rétraction partielle des matières fécales. (Guérissable.)

TRAITEMENT: Lavements avec le liquide sédatif nos 3, 5 et 10; résolutif nos 15 et 20; désagrégatif nos 25 et 30; tonique nos 35 et 40. Après que toute inflammation aura disparu, on introduira un dilatateur système Medici. Lorsque le rétrécissement est à l'anus, après lesdites médications on pratiquera la même dilatation et on touchera l'orifice avec la teinture no 41.

363 **Bicho.** — Gangrène à l'intestin rectum, maladie originaire du Brésil qui peut être combattue à son début.

TRAITEMENT: Lavements toutes les heures avec le liquide sédatif nos 5 et 10; résolutif nos 12, 16 et 20. Ajouter à chaque lavement de 250 gr. deux gouttes de teinture antiseptique no 50. Si l'escarre tombe, diminuer la teinture. Frictions sur le ventre avec la teinture no 50.

364 **Colite.** — Douleur aiguë avec inflammation du rectum.

TRAITEMENT: Lavement avec décoction de mauves pour vider l'intestin; une demi-heure après, lavement avec 300 grammes de liquide sédatif no 4, et le retenir autant que possible. Dans les cas chroniques traitement, sédatif no 1 au no 10; résolutif nos 13, 15, 17 et 20. S'il y a inertie, on usera du désagrégatif n° 23, 26 et 30, plus le tonique n° 32, 34, 36 et 40.

365 **Coliques nerveuses.** — Production de gaz avec ténesme du rectum, qui se propage à l'anus. (Guérissable.)

TRAITEMENT: Lavements avec 300 gr. de liquide sédatif n° 2, 4, 6, 8 et 10; résolutif n° 12, 14, 16, 18 et 20. Ajouter à chaque 100 gr. de liquide résolutif trois gouttes de teinture n° 50.

366 **Paralysie du rectum.** — Défaut de contractilité dudit organe. Affection souvent irrémédiable.

TRAITEMENT: Vider l'intestin au moyen d'un lavement de mauves, ensuite lavement avec 300 gr. de liquide sédatif n° 5 et 10; résolutif n° 15 et 20; désagrégatif n° 25 et 30; tonique n° 32, 34, 36, 38 et 40, et le retenir le plus possible. Si, sous l'influence de cette médication, surtout des derniers numéros, l'intestin ne reprend sa contractilité, il faut ajouter au dernier numéro d'une à quarante gouttes de teinture n° 50.

367 **Coprostalie.** — Rétention complète des matières fécales dans le rectum. (Guérissable.)

TRAITEMENT: Lavements avec 300 gr. de liquide sédatif n° 12, 14, 16, 18 et 20; désagrégatif n° 22, 24, 26, 28 et 30; tonique n° 32, 34, 36, 38 et 40. Cataplasmes de farine de lin sur le ventre et pommade de belladone pendant la nuit.

368 **Entérocystocèle.** — Hernie vésico-rectale. (Non guérissable.)

369 **Entéro-hémorrhagie.** — Emission de sang par le rectum. (Guérissable.)

TRAITEMENT: Dans le cas d'hémorrhagie abondante et qu'il y a danger, on donnera un lavement d'eau tiède pour vider l'intestin et ensuite un lavement avec 500 gr. de liquide sédatif additionné d'un flacon de teinture antiseptique n° 41. Répéter le lavement jusqu'à ce que le danger soit conjuré. Compresses glacées avec le sédatif n° 10. Dans les cas où le sang fait éruption après l'émission des matières fécales, on administrera un lavement avec 500 gr. de liquide sédatif n° 1 additionné d'un demi-flacon de teinture n° 41, et du n° 1 sédatif on passera progressivement au n° 10 pour ensuite se servir du n° 11 résolutif au n° 20. Régime tonique. Donner les lavements avec le tube élastique. (Voir le n°.)

370. **Entérolyte**. — Concrétion ou pierre intestinale. (Guérissable.)

TRAITEMENT : Après s'être assuré de la partie du rectum occupé par le calcul, on proportionnera la quantité de liquide pour chaque lavement de 500 à 1,500 gr. en augmentant de 50 gr. pour chaque médication. On commencera par donner des lavements avec le sédatif n° 5, 8 et 10; résolutif n° 12, 14, 16, 18 et 20; désagrégatif n° 22, 24, 26, 28 et 30; tonique n° 32, 34, 36, 38 et 40. A chaque médication on tiendra le malade de façon que le bassin soit plus élevé que le dos. Bains tièdes.

371 **Entérosyphilidie**. — Affection syphilitique à l'intestin rectum.

TRAITEMENT : Lavements avec liquide sédatif n° 2, 4 6, 8 et 10; résolutif n° 12, 14, 16, 18 et 20. 300 gr. de liquide pour chaque lavement. L'inflammation une fois disparue, on ajoutera à chaque lavement 1 gr. de teinture antiseptique n° 42, en augmentant de 1 gr. chaque fois jusqu'à 8 gr. Frictions sur le ventre avec la teinture n° 50.

372 **Fistule au rectum**. — Plaie profonde et étroite, qui commence presque toujours à l'anus et communique audit intestin. (Guérissable.)

TRAITEMENT : Bien explorer au moyen du spéculum à fenêtres Medici et de l'explorateur gradué l'étendue du mal; enregistrer la profondeur et la désignation de la paroi où se trouve l'orifice interne de la fistule. Faire des injections dans la fistule avec l'irrigateur à pression atmosphérique à canule graduée et se servir du liquide sédatif n° 1 à 10; du résolutif n° 11 à 20; tonique n° 21 à 30. L'inflammation combattue ajouter de une à vingt gouttes de teinture antiseptique n° 43 à chaque 100 gr. de liquide. Une médication par jour. S'il y a constipation, on administrera des lavements pour éviter les efforts de défécation.

373 **Périprotite.** — Inflammation du tissu qui enveloppe le rectum.

TRAITEMENT : Lavements avec le liquide sédatif n°ˢ 1, 3, 5, 7 et 9; résolutif n°ˢ 11, 13, 15, 17 et 20. Compresses sur le ventre avec le sédatif n° 10.

374 **Procidence du rectum.** — Chute d'une portion dudit organe et qui sort de plusieurs centimètres de l'anus. (Guérissable.)

TRAITEMENT : Faire la réduction par une légère compression et s'il y a ulcération on donnera des lavements avec le liquide sédatif n° 1 au n° 10. Lorsque le malade ne sentira plus l'action du médicament, on ajoutera à chaque lavement de 1 à 6 gr. de teinture antiseptique n° 41. Donner un lavement à chaque besoin de défécation. Dans les cas où cette affection proviendrait d'efforts faits pour uriner, se rapporter à l'article spécial.

275 **Rectite.** — Inflammation aiguë du rectum. (Guérissable.)

TRAITEMENT : Toutes les heures un lavement avec le sédatif n°ˢ 3, 7 et 9. L'inflammation aiguë passée, on ne donnera plus qu'un lavement par jour avec le liquide résolutif n°ˢ 11, 13, 15, 17 et 20.

376 **Recto-sténose.** — Ulcération organique ou spasmodique au rectum. (Guérissable.)

TRAITEMENT : Lavements avec le sédatif n°ˢ 1, 3, 5, 7 et 9; résolutif n°ˢ 11, 13, 15, 17 et 20. Lorsque le rétrécissement est seulement spasmodique on passe la sonde Medici (Voir le n°.) S'il est organique ou produit par des cicatrices, il faut toucher le point malade avec la teinture antiseptique n° 50 en se servant du spéculum à fenêtres jusqu'à ce que l'obstacle soit détruit.

377 **Blenno-rectite.** — Blennorrhagie au rectum. (Guérissable, mais on ne la traite pas dans le cabinet Medici.)

TRAITEMENT : Lavements de propreté, et ensuite lavements avec liquide sédatif n° 1 jusqu'au 10 ; résolutif du n° 11 au 20. Après avoir combattu toute inflammation, on ajoutera à chaque lavement 1 à 8 gr. de teinture antiseptique n° 41.

378 **Hémorrhoïdes à la région inférieure du rectum.** — Congestion sanguine des veines hémorrhoïdales qui forment des tumeurs donnant lieu à des douleurs très-aiguës. (Guérissable.)

TRAITEMENT : Après un lavement de propreté, prendre un lavement de liquide sédatif n°s 3, 6 et 10 ; résolutif n°s 12, 14, 16, 18 et 20. Dès que les souffrances seront toutes dissipées, on prendra tous les jours deux lavements avec les liquides précités et on ajoutera à chaque lavement de 1 à 8 gr. de teinture n° 43.

MALADIES DE L'ANUS CHEZ LES DEUX SEXES.

379 **Archoptose.** — Chute du rectum. (Non guérissable, mais on peut soulager en appliquant à l'anus des compresses de liquide sédatif n° 5 au 10. Appliquer ensuite un bandage en T avec deux sous-cuisses et une plaque en O, en caoutchoux vis-à-vis de l'anus.

380 **Ankyloproctite.** — Rétrécissement organique ou spasmodique de l'anus. (Guérissable.)

TRAITEMENT : Appliquer le spéculum à 2 fenêtres système Medici, et dans le cas de rétrécissement spasmodique on touchera l'orifice interne avec la teinture n°ˢ 41, 42, 43, 44, 45. On donnera ensuite un lavement fait avec le liquide sédatif du n° 1 au n° 10. Dans le cas de rétrécissement organique, on touchera l'orifice interne avec la teinture n°ˢ 46, 47, 48, 49 et 50, et on donnera des lavements avec le même liquide sédatif. Toutes les fois que le malade éprouve le besoin d'aller à la selle donner un lavement émollient. Après le traitement qui précède, pratiquer la dilatation graduelle au moyen de sondes à tête d'olive,

381 **Fistule à l'anus.** — Plaie profonde, étroite et calleuse, qui communique presque toujours avec le rectum au périnée et aux fesses. (Guérissable.)

TRAITEMENT : Injections dans la fistule avec le sédatif n°ˢ 1 à 10, et résolutif n°ˢ 11 à 20; plus d'inflammation. On ajoutera une à 15 gouttes de teinture n° 50 par 100 gr. de liquide. Si la réaction est trop forte, diminuer la dose de teinture. Si l'orifice de la fistule est à l'intérieur de l'anus, on se servira du spéculum à fenêtre (Voir n°) et de la cannule graduée. (Voir n°.)

382 **Hémorrhoïdes à l'anus.** — Congestion sanguine des veines de l'orifice dudit organe, qui donne lieu à des tumeurs et à des douleurs très-aiguës.

TRAITEMENT : Compresses sédatives n° 5 et n° 10 tièdes 30°.

Lavement au moyen du tube fendu avec le sédatif du n° 5 progressivement au n° 10. Quand il y a ulcération, toucher avec la teinture n° 41.

383 **Anolythe.** — Petits calculs qui se forment dans les plis de l'anus et donnent lieu à des douleurs très-aiguës. (Guérissable.)

TRAITEMENT : Lavement avec le sédatif n° 2, 4, 6, 8 et 10 ; résolutif n° 12, 14, 16, 18 et 20, pour combattre l'inflammation ; on appliquera le spéculum à 2 fenêtres de Medici ; on cherche la concrétion pour l'extraire soit avec le pinceau, soit avec des pinces.

384 **Proctalgie.** — Douleurs à l'anus sans inflammation. (Guérissable.)

TRAITEMENT : Chercher la cause dans la vessie ou dans les intestins. (Voir les articles.) Introduire dans l'anus un peu de charpie avec de la teinture n°ˢ 41, 42.

385 **Proctorrhagie.** — Hémorrhagie de l'anus. (Guérissable.)

TRAITEMENT : Injection avec une petite seringue sans pointe avec le liquide sédatif n°ˢ 8, 9 et 10. On additionne de 10 à 30 gouttes par 100 gr. de liquide. Teinture n° 41 au n° 45 ; chaque fois qu'on doit aller à la selle lavement émollient.

386 **Proctite.** — Inflammation à l'anus. (Guérissable.)

TRAITEMENT : Compresses de charpie avec le sédatif n° 10.

387 **Rhagade.** — Ulcération à odeur fétide à l'anus, forme longue et étroite ; dans beaucoup de cas elle arrive jusqu'au rectum. (Guérissable.)

TRAITEMENT : Laver la partie malade avec le sédatif n° 5 et n° 10 ; l'inflammation combattue après cette médecine préparatoire, on passe le pinceau avec la teinture du n° 41 au n° 45.

388 **Ténesme à l'anus.** — Douleur aiguë qui donne lieu à une forte contraction audit organe, compliquée d'une disposition à émettre à tout instant les matières fécales. (Guérissable.)

TRAITEMENT : Lavements avec le liquide sédatif n° 6 à 10 et toucher l'orifice de l'anus avec la teinture n° 45 ;

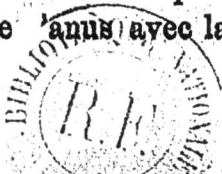

après la période aiguë, lavements chaque jour avec le résolutif n°˙ 12, 14, 16, 18, 20, et toucher l'anus avec la teinture n° 45.

389 Ulcération de l'anus. — Ulcère syphilitique audit organe. (On ne soigne pas cette maladie dans les cabinets de l'auteur.)

TRAITEMENT : On touchera avec la teinture n°˙ 41, 45 et 50.

390 Excoriation à l'anus. — Plaie supei. cielle et non syphilitique audit organe. (Guérissable.)

TRAITEMENT : Teinture n° 41 et compresses avec le sédatif n° 10.

391 Condylôme. — Ulcère végétatif syphilitique à l'anus, qui donne lieu à beaucoup d'excroissances charnues avec douleur et perte de sang. (On ne le soigne pas chez l'auteur.)

TRAITEMENT : On touche avec la teinture n° 50 jusqu'à ce que l'escarre soit tombée.

MALADIES DES INTESTINS.

392 Entérité. — Inflammation de la membrane muqueuse du canal intestinal. (Guérissable.)

393 Entérité chronique. — Inflammation chronique de la membrane muqueuse du canal intestinal et engorgement des glandes de Payer et de Bruuner, avec ou sans hémorrhagie intestinale.(Guérissable aux 1er et 2me degrés.)

394 Entéro-hémorrhagie. — Quand le sang provient de l'intestin rectum, avec ou sans ulcère. (Guérissable.)

395 Entérolithe. — Concrétion calcaire ou pierre intestinale. (Guérissable.)

396 **Entéromyase.** — Affection intestinale caractérisée par l'expulsion de larve de certaines espèces de mouches développées dans le canal intestinal. (Guérissable.)

397 **Entérophlogie.** — Inflammation des intestins. (Guérissable.)

398 **Entéro-pneumatose.** — Développement d'une quantité considérable de gaz dans l'intestin. (Guérissable.)

399 **Entérorrhagie méléna.** — Vomissement de matières noires, accompagné de déjections de même nature. (Guérissable aux 1er et 2me degrés.)

400 **Entérorrhée.** — Diarrhée. (Guérissable.)

401 **Entérosténose.** — Rétrécissement de l'intestin. (Guérissable.)

TUMEURS DIVERSES.

A On doit entendre par tumeurs, des productions morbides persistantes de génération nouvelle [et caractérisées par une tuméfaction limitée, quels que soient du reste leurs caractères physiques.

B **Lipomes.** — Développement anormal et circonscrit en forme de tumeur du tissu cellulo-adipeux; c'est une espèce d'obésité partielle.

KYSTES.

C 7. — Kystes préexistants à la matière qu'ils contiennent, ou Kystes primitifs.

Kystes formés par le développement d'une cavité normale préexistante.

- 1° Kystes folliculeux sébacés ou cutanés.
- 2° Kystes folliculaires muqueux
- 3° Kystes glanduleux.
- 4° Kystes de l'ovaire.
- 5° Kystes synoviaux.
- 6° Kystes vasculaires.

des paupières.
du vagin.
de l'utérus.
de la vessie.
du pharynx et de l'œsophage.
de l'estomac et des intestins.
du rectum.
du sinus maxillaire.

Kystes formés de toutes pièces aux dépens du tissu cellulaire et préexistants à la matière qu'ils contiennent.

- 1° Kystes hygromateux accidentels
- 2° Kystes séreux formés aux dépens du tissu celluleux.

des glandules salivaires.
des grosses glandes.

D KYSTES NON PREEXISTANTS, COSECUTIFS OU ADVENTIFS.

- 1° Kystes hématiques
- 2° Kystes tuberculeux
- 2° Kystes purulents
- 4° Kystes adventifs du cancer et des corps fibreux
- 5° Kystes autour des corps étrangers venus du dehors

du tissu cellulaire libre.

des membranes séreuses, hématiques, synoviales.

dans l'épaisseur des organes.

- 6° Kystes autour des corps étrangers vivants produits en nous

Cyslicerques à céphalocyste.
Produit fœtal.

DEFINITION.

Les Kystes sont des tumeurs formées par le développement des poches membraneuses, renfermant des substances très-variées.

E Polypes. — On donne le nom de polypes à des excroissances pédiculées de volume et de forme variés, qui se développent dans la plupart des cavités revêtues par une muqueuse. Ils se développent par ordre de fréquence : sur la muqueuse pituitaire, la muqueuse utérine, celle des sinus maxillaires, celle du pharynx, du larynx et du rectum, et enfin la plupart des autres muqueuses, telles que la vaginaire, la vésicale, etc.

Premier Genre ou Groupe.

F Polypes mous, muqueux ou vésiculaires. — Ils ont pour caractères essentiels d'être grisâtres ou jaunâtres, demi-transparents, quelquefois gélatiniformes et extrêmement friables.

G Polypes lardacés. — Ils ne paraissent être le plus souvent qu'une dégénérescence des précédents, desquels ils se distinguent par une consistance plus grande, par leur capacité, due à une matière épaisse, blanchâtre ou grisâtre qu'on dirait être de l'albumine coagulée, mais beaucoup moins consistante que le lard.

H Polypes fongueux. — Ils sont les mêmes que ceux qui précèdent, avec cette différence qu'ils offrent une vascularisation beaucoup plus prononcée qui explique la facilité avec laquelle ils saignent sous l'influence du moindre frottement.

I Les polypes granuleux se distinguent des précédents surtout par leur surface qui offre des granulations, des mamelons analogues à ceux des végétations syphilitiques auxquelles on les a comparés.

J Polypes durs fibreux. — Les polypes fibreux durs sont pesants, opaques ; leur surface est souvent lisse, quelquefois mamelonnée ; la membrane qui les revêt est plus épaisse que celle qui revêt les précédents, mais cependant d'une épaisseur peu considérable et souvent très-mince en certains points.

K **Polypes sarcomateux** ne diffèrent des précédents que par une coloration rouge qui a remplacé la coloration grisâtre ; cette coloration est due soit à une vascularisation plus grande de la masse polypeuse, soit à quelque épanchement sanguin qui s'est opéré dans son épaisseur.

L **Polypes osseux et pierreux.** — Ces polypes ne sont que le résultat des transformations successives subies par les polypes des espèces précédentes.

M **Polypes mixtes et composés.** — Polypes qui renferment dans leur intérieur des matières étrangères à la composition ordinaire de ces productions, telles que liquide laiteux, sanguin et matière gélatineuse.

N **Cancer. Tumeur maligne.** — Le cancer est une tumeur dure, inégale, d'abord indolente, qui devient ensuite le siége de douleurs lancinantes et brûlantes, s'ouvre spontanément et présente un ulcère à bords durs et renversés, d'un aspect plus ou moins profond, désagréable, grisâtre et violacé, d'où découle un char fétide et âcre, qui donne lieu à des coliques à la personne qui donne les soins et aussi à l'ophtalmie granuleuse : annonce une consomption particulière ; quand il existe à l'utérus, il peut se communiquer à la vessie de l'homme qui a des coïts avec la malade.

O **Squirrhe.** — Cette tumeur est la seule que la plupart des auteurs regardent comme constituant le véritable cancer.

La structure extrêmement serrée du tissu squirrheux lui donne une pesanteur et une dureté supérieures à la plupart des autres produits morbides ; cette circonstance peut être mise à profit pour le diagnostic, surtout quand il s'agit de tumeurs de la mamelle ou du testicule.

P **Encéphaloïde.** — Ce cancer a été ainsi nommé à cause de la ressemblance d'aspect qu'il a avec le cerveau.

Q **Tissu colloïde.** — Cancer dont la substance a l'aspect d'une gelée transparante, ce qui la fait nommer aussi cancer gélatiniforme.

R **Cancer mélané.** — Le cancer mélané est constitué par des tissus cancéreux mélangés avec une certaine quantité de matières colorantes noires ou de piment.

Cancer hématoïde n'est autre chose que le cancer encéphaloïde avec prédominance à l'élément vasculaire.

S **Tumeurs fibroplastiques.** — Les tumeurs fibroplastiques se présentent sous la forme de masses plus ou moins considérables qui atteignent parfois un volume énorme, arrondies et lobulées, bien limitées de toute part, molles et élastiques; elles ont une marche souvent très-lente; ainsi on les voit persister quelquefois pendant vingt ans sans occasionner des troubles graves; elles peuvent cependant se ramollir, s'ulcérer, devenir le siége de kyste et d'hémorrhagie. Ce qui les distingue des tumeurs cancéreuses c'est, indépendamment de leur marche lente, qu'elles s'accompagnent rarement de douleurs vives et continues, rarement aussi d'engorgement ganglionnaire.

T **Du cancroïde.** — On a donné le nom de cancroïde à un genre de tumeurs formées d'éléments anatomiques analogues à l'épitélium normal. Ces tumeurs se rencontrent sur les lèvres, la langue, les joues, le scrotum, l'anus, la vulve, le col de l'utérus, etc., plus particulièrement dans les régions du corps où la muqueuse se continue avec la peau.

U **Tumeurs fongueuses des articulations.** — Ces tumeurs sont constituées par une matière molle, rougeâtre, pénétrée de vaisseaux, qui se rompt facilement entre les doigts comme la couenne inflammatoire du sang.

CAUSES. Ce sont : une constitution scrofuleuse, la transmission des parents aux enfants de la diathèse rhumatismale ou tuberculeuse, une mauvaise alimentation, le séjour dans des habitations malsaines, des refroidissements répétés. Les violences extérieures de toutes sortes, etc.

V **Tumeurs urinaires.** — On désigne sous ce nom des poches situées sur le trajet de l'urèthre et qui sont distendues par l'urine.

CAUSES. Ces tumeurs sont la conséquence, le plus souvent, d'un rétrécissement de l'urèthre; la portion du canal située derrière la coarctation se dilate, et cette complication est, en général, favorisée par une éraillure des parois. Les contusions du périnée produisent également ces tumeurs en donnant lieu à une rupture d'une portion des tuniques de l'urèthre.

X **Tumeurs érectiles.** — Ces tumeurs ont été ainsi nommées à cause de leur organisation. Elles sont en effet formées d'un tissu spongieux, aréolaire, continuellement baigné de sang et qui ressemble beaucoup au tissu érectile du corps caverneux et du gland.

Tumeurs variqueuse, navi-materni. Tumeurs fongueuses sanguines. Anévrismes par omastimose.

Z **Tumeurs fibreuses.** — Les tumeurs fibreuses se présentent sous la forme de masses plus ou moins volumineuses, ovoïdes ou arrondies, bien circonscrites de tous côtés, d'une consistance très-ferme et assez prononcée dans certains cas pour faire croire à une tumeur cartilagineuse ou osseuse, plus ou moins mobile, indolente; la peau qui les recouvre est en général mobile et sans altération; on les rencontre dans la plupart des organes: l'ovaire, l'utérus, le testicule, la mamelle; dans le tissu cellulaire sous-cutané, le tissu cellulaire intermusculaire, la substance des muscles, le tissu cellulaire sous-muqueux des fosses nasales; dans l'orbite, sur le trajet ou l'épaisseur des nerfs. Leur volume varie depuis une tête d'épingle jusqu'à une tête d'homme adulte.

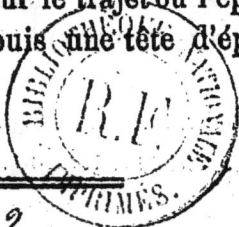

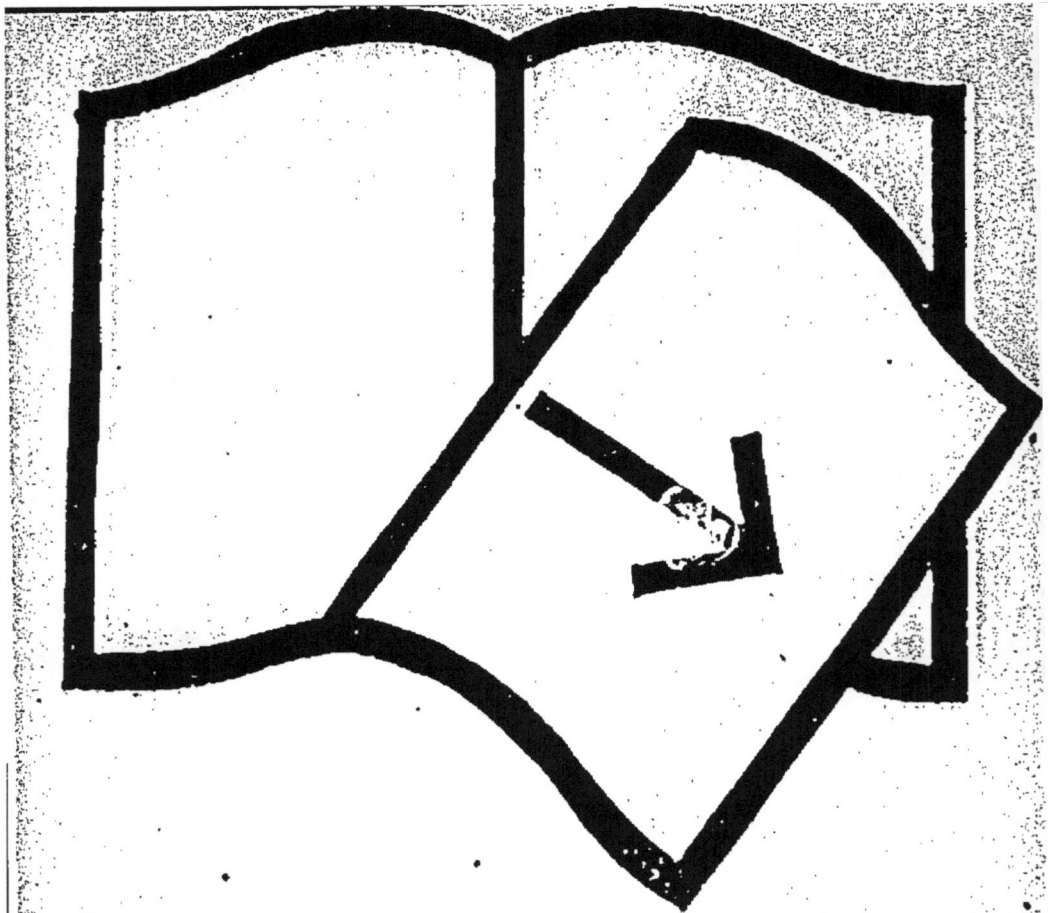

Documents manquants (pages, cahiers...)
NF Z 43-120-13

www.ingramcontent.com/pod-product-compliance
Lightning Source LLC
Chambersburg PA
CBHW072313210326
41519CB00057B/4984